Evangeline Roussel 11/12

C'EST QUOI L'AMOUR?

DE LA MÊME AUTEURE

On ne meurt pas – La nouvelle vie de mon père : médecin de l'âme, Publistar, 2004 ; réédition, 2010.

Tout se joue à chaque instant, Éditions La Semaine, 2010.

La Vie après la mort, tomes 1 et 2, Éditions La Semaine, 2006 et 2008.

Le Maître en soi, Éditions La Semaine, 2007.

FRANCE GAUTHIER

C'EST QUOI L'AMOUR ?

HISTOIRE D'UNE GRANDE GUÉRISON AMOUREUSE

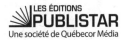

LES ÉDITIONS
PUBLISTAR
Une société de Québecor Média

Catalogage avant publication de Bibliothèque et Archives nationales du Québec et Bibliothèque et Archives Canada

Gauthier, France, 1963-

C'est quoi l'amour ? : histoire d'une grande guérison amoureuse
ISBN 978-2-89562-399-1
1. Amour.   2. Amour malheureux.   3. Amours - Comportement compulsif.   4. Guérison.
5. Gauthier, France, 1963-   . I. Titre.

BF575.L8G382 2012   152.4'1   C2012-941607-X

Édition : Johanne Guay
Direction littéraire : Monique H. Messier
Révision linguistique : Céline Bouchard
Correction d'épreuves : Sara-Emmanuelle Duchesne
Couverture : Clémence Beaudoin
Grille graphique intérieure : Chantal Boyer
Mise en pages : Axel Pérez de León
Photo de l'auteure : Jacques Migneault

Remerciements
Nous reconnaissons l'aide financière du gouvernement du Canada par l'entremise du Fonds du livre du Canada pour nos activités d'édition. Gouvernement du Québec – Programme de crédit d'impôt pour l'édition de livres – gestion SODEC.

Les Éditions Publistar
Groupe Librex inc.
Une société de Québecor Média
La Tourelle
1055, boul. René-Lévesque Est
Bureau 800
Montréal (Québec) H2L 4S5
Tél. : 514 849-5259
Téléc. : 514 849-1388
www.edpublistar.com

Dépôt légal – Bibliothèque et Archives nationales du Québec et Bibliothèque et Archives Canada, 2012

ISBN : 978-2-89562-399-1

Distribution au Canada
Messageries ADP
2315, rue de la Province
Longueuil (Québec) J4G 1G4
Tél. : 450 640-1234
Sans frais : 1 800 771-3022
www.messageries-adp.com

Diffusion hors Canada
Interforum
Immeuble Paryseine
3, allée de la Seine
F-94854 Ivry-sur-Seine Cedex
Tél. : 33 (0)1 49 59 10 10
www.interforum.fr

À toutes les femmes et tous les hommes de ma vie,
ces maîtres enseignants qui m'ont
montré le chemin de la guérison.

« C'est la simplicité d'une vie de couple réussie
qui, plus que tout, fait une vie réussie. »

ARNAUD DESJARDINS

AVANT-PROPOS

∞ *Il y a urgence à décloisonner l'Amour* ∞, m'a-t-on transmis comme message à travers le canal de ma grande amie médium.

Et il paraît que mon histoire peut aider.

Alors, la voici…

INTRODUCTION

Pourquoi avons-nous tous tant besoin d'amour?
Pourquoi le cherche-t-on à tout prix? Pourquoi
tant de souffrances au nom de ce sacro-saint amour?
Qu'est-ce que l'amour, au fait? Voilà l'essence des
grandes questions à l'origine de ma quête existentielle,
quête qui ressemble en tout point à celle de la vaste
majorité des êtres humains. Mais *C'est quoi l'amour?* est
avant tout l'histoire d'une grande guérison amoureuse.

La mienne.

C'est aussi une petite bible d'enseignements universels reçus au fil de mon parcours chaotique grâce
aux éclairages de plusieurs «canaux», principalement mon amie Anne-Marie, qui maîtrise admira-
blement l'art du *channeling*.

Anne-Marie canalise les énergies de guides
d'autres dimensions, principalement ceux de la septième «corde», une autre appellation pour nommer les
différentes dimensions. Bien sûr, nous n'avons aucune

façon de vérifier ces faits, mais j'ai interviewé suffisamment de médiums et de *channels,* ces dernières années,
pour conclure que même si on n'en comprend pas tous
les aspects, la faculté singulière de servir de messager
à ces énergies d'un autre monde existe réellement.

Est-ce que tout ce qu'ils nous transmettent est
fiable à cent pour cent? Est-ce que ce sont toutes
de grandes vérités de La Palice? Non. Ces enseignements passent par un filtre humain conditionné par
différents systèmes de croyances. Certains de ces
canaux étant toutefois mieux alignés que d'autres, ils
sont par le fait même plus précis. Alors, je dis toujours
aux gens qui me posent la question de garder ce qui
résonne en eux et d'écarter le reste. Je vous retrans-
mets donc ici les notions qui ont résonné en moi et
qui m'ont permis d'acquérir une meilleure compréhension de cette vibration qu'on appelle «Amour».

Il m'aura fallu traverser des océans de peine avant
de parvenir à la guérison ultime. Pour illustrer cette
idée, je suis une hypersensible qui ne peut escalader
une montagne s'il y a le moindre petit caillou dans son
soulier. Il faut que je m'arrête en chemin pour enlever
chaque intrus, parce que je n'ai aucune endurance
face au malheur. Aucune. D'autres, moins sensibles,
peuvent endurer plus longtemps la souffrance. Mais
tout être humain doit tôt ou tard s'arrêter sur le parcours de son ascension pour vider ses chaussures,
sans quoi, impossible d'atteindre le sommet. Pas dans
cette vie-ci, du moins.

La maladie d'amour dont j'ai été atteinte toute
ma vie prenait l'allure de ces cailloux blessants dans
mes souliers. Je les ai pourtant rejetés à plusieurs
reprises, mais ils persistaient à revenir quand, inconsciemment, je manquais d'amour envers moi-même.
Jusqu'à me faire souffrir suffisamment pour que je

trouve une façon de les contourner. Jusqu'à ce que je transforme ces éléments blessants en véritables amis. Jusqu'à ce que je me transmute et que je choisisse enfin de marcher sur un chemin sans cailloux. L'histoire que vous vous apprêtez à lire s'est déroulée sur une période de six ans, à la suite de ma séparation avec le père de mes enfants. Six années déterminantes de guérison en mode *fast forward* pendant lesquelles j'ai reçu de nombreux enseignements sur l'amour, tous plus percutants les uns que les autres. Mais surtout, six années où j'ai fait le choix conscient d'intégrer ces notions et de transcender mes blessures liées à l'amour.

Et si j'ai choisi de guérir en mode accéléré, parfois même à un rythme presque insoutenable, c'est que j'avais à l'enseigner. Il n'y a pas de bons ou de mauvais chemins, seulement, certains sont plus houleux que d'autres. J'aurais pu opter pour la route de campagne, moins rapide que l'autoroute sans limite de vitesse, mais je ressentais une urgence d'élever ma conscience et d'élargir ma compréhension de la vie qui ne me laisserait aucun répit tant que je n'aurais pas concrétisé l'élément le plus important de mon «Grand Plan d'Âme», soit celui de créer mon idéal amoureux.

Les messages provenant de nos guides de la septième dimension que je partage ici avec vous sont volontairement transcrits dans leur forme d'origine. Parce que les mots ont une vibration, il faut savoir que même si on n'en saisit pas toute la portée sur le coup, leurs différentes fréquences se fraient tout de même un chemin jusqu'au cœur, là où ils prennent tout leur sens. Faites-vous confiance.

Bon pèlerinage amoureux!

FRANCE GAUTHIER

CHAPITRE 1

L'urgence

J'ai deux amours.

Le premier, Jimmy, est endormi dans mon lit. Il veille gentiment sur mes enfants pour la nuit.

Le deuxième, Philippe, est allongé à mes côtés sur une civière à l'urgence d'un hôpital de la région de Montréal. Je lui caresse la main doucement et, de temps à autre, je l'embrasse tendrement sur la joue pour lui rappeler que je l'aime. Il me le dit lui aussi. Malgré son état précaire et l'inquiétude qui le gagne, il me répète qu'il est content que je sois là pour l'accompagner dans sa mésaventure.

Plus tôt dans la soirée, vers 21 heures, sa fille de dix ans, qui est très amie avec la mienne, est venue en pyjama sonner à ma porte pour me demander de l'aide, précisant que son père venait «d'avoir un malaise». En ce soir de canicule de la fin d'août 2010, j'ai enfilé en vitesse une robe soleil et j'ai couru jusque chez lui sans même remarquer les quelques maisons qui séparent nos duplex, ma fille trottinant derrière pour accompagner son amie, et surtout pour ne rien manquer de l'action.

J'ai trouvé Philippe accroupi dans la salle de bain, à moitié nu. Il transpirait abondamment et sa voix était presque inaudible. Il a fini par dire qu'il était étourdi et qu'il avait des nausées. Je ne suis pas médecin, mais il me reste quelques notions de base de mes études en sciences de la santé à l'Université Laval et je suis curieuse de tout ce qui touche la santé. J'ai donc pensé, à première vue, qu'il s'agissait d'une labyrinthite, un virus qui affecte le centre de l'équilibre dans l'oreille interne, mais je ne voulais surtout pas sauter aux conclusions trop rapidement. Après m'être assurée que les enfants étaient tous en sécurité, les siens avec leur mère venue les chercher pour la nuit à la suite de mon coup de fil, et les miens avec Jimmy à la maison, j'ai tenté d'en savoir davantage sur l'état de Philippe. Il refusait d'aller à l'hôpital, mais quand il m'a dit qu'il avait eu des problèmes de digestion au cours du week-end – problèmes qui peuvent aussi indiquer des symptômes déguisés d'infarctus –, je lui ai envoyé d'un ton ferme :

— T'as cinquante et un ans, mon beau Philippe, je ne veux pas t'effrayer, mais ça pourrait aussi être une crise cardiaque... On s'en va à l'urgence !

Je peux être très persuasive quand je m'y mets. La suite s'est donc déroulée à un train d'enfer. Le 911, la téléphoniste qui me met en communication avec les ambulanciers qui, eux, me bombardent de questions sur mon « patient » et me prodiguent des conseils sur les premiers soins à lui administrer, puis les gyrophares sur ma rue, mon ami qui se retrouve attaché sur une civière, des électrodes collées au thorax après avoir été débranché de l'électrocardiogramme de secours, et, grande finale dramatique pour nourrir à souhait les suppositions du voisinage attroupé sur le balcon d'en face, le départ spectaculaire en ambulance... pour finalement se rendre tranquillement, sans sirène, jusqu'à l'Hôpital Charles-LeMoyne. C'est fou ce qu'on peut se dépêcher pour mieux attendre pendant dix heures dans une salle d'urgence!

Je suis donc étendue sur la civière à côté de mon ami. Puisqu'il n'y avait pas de chaises dans le couloir et que j'étais fatiguée, je ne me suis pas questionnée pour savoir si c'était convenable ou non, et vers minuit, après être restée assise à ses pieds pendant deux heures, je me suis tout naturellement allongée à ses côtés. Même si mon voisin n'était pas en danger de mort, il n'était absolument pas question que je l'abandonne dans cet environnement peu accueillant, seul sous les néons, avant qu'il ne soit vu par un médecin.

Il y a très longtemps que je n'ai pas vécu une telle proximité avec Philippe. Le simple fait de me trouver à ses côtés active le flot d'énergie d'amour qui circule en moi, cette énergie même qui existe dans chaque être humain, la kundalini, trop souvent réprimée par des peurs et des blocages dus à nos croyances et à nos expériences douloureuses du passé. En cet instant, je suis bien. Très bien même. Je goûte ce moment d'intimité avec mon ami et je ne ressens aucune culpabilité à le faire, parce que je sais que cela est juste... et bon! Pourtant, je pourrais être en train de me saboter en me posant un million de questions. Suis-je en train de tromper mon chum? Suis-je en train de trahir sa blonde? Suis-je en train de faire quelque chose de répréhensible?

La réponse est NON! Mais ça n'a pas toujours été aussi clair pour moi...

*
**

J'aime Philippe depuis l'été 2007, le 16 juin, plus précisément, date à laquelle j'ai fait un face à face avec lui dans un party de voisins de notre rue. Et ça m'a causé le même choc que si un dix-roues m'avait renversée, les fractures en moins. Plutôt cocasse comme situation. Dans notre voisinage, nous sommes une bande de parents célibataires qui, après une rupture amoureuse et la vente de nos maisons familiales dans le quartier, se sont retrouvés propriétaires ou locataires de duplex sur ce petit tronçon de rue, un des deux seuls à offrir ce genre d'habitations en rangée dans notre petite ville de banlieue. Et par un hasard incroyable (mais rappelez-vous que le hasard n'existe pas...), l'horaire de nos gardes partagées, du vendredi soir au vendredi matin suivant, était exactement le même. Ce qui fait que nous étions tous libres et sans enfants ce soir-là pour aller fêter chez l'organisateur-en-chef-du-clan, qui fait son légendaire party de voisins deux fois par an, dont un au début de l'été.

Je n'ai pas reconnu Philippe tout de suite. Je veux dire que je n'ai pas reconnu l'essence de son Être tel que je sais le faire aujourd'hui. En clair, il ne me faisait aucun effet, bien qu'il soit un très beau gars. Je le connaissais déjà un peu pour lui avoir adressé la parole par politesse à quelques reprises sur la rue, au cours de la dernière année, mais je le trouvais plutôt timide et je n'avais aucune envie d'engager la conversation avec lui ce soir-là... Jusqu'à ce qu'il passe tout près de moi en fin de soirée pour venir danser sur une toune de vieux rock qui avait déjà fait bondir toutes les filles encore debout à cette heure tardive. Dès qu'il est entré dans mon champ vibratoire, j'ai senti un puissant courant électrique circuler entre nous. Était-ce l'alcool ou le simple fait que je m'étais séparée de Guy, le père de mes enfants, un an auparavant, et que je n'avais pas vraiment fait de nouvelles rencontres intéressantes depuis? Sur le coup, je ne suis évidemment pas entrée dans une analyse psychologique profonde de la situation, mais une chose était sûre, je n'avais pas ressenti ce genre de pétillement et d'effervescence depuis des années!

Il y avait pourtant quelque chose de connu dans cette sensation, une attirance magnétique très forte que j'avais expérimentée quelquefois dans la vingtaine et la jeune trentaine, avec très peu d'hommes, et que je retrouvais avec plaisir. « Mais qu'est-ce que j'ai? C'est mon voisin! Et si je ne le trouve plus *cute* demain matin? Non, non, non et re-non! »

Une heure plus tard, on s'embrassait passionnément dans la ruelle, comme des ados!

*
**

On a passé tout l'été à se fréquenter sans que nos enfants ni le voisinage (à quelques exceptions près...) s'en rendent compte. La vie aurait sans doute pu en décider autrement, mais à la fin de l'été, j'ai mis un terme abrupt à notre relation clandestine après être retombée dans mes peurs, et surtout après avoir senti qu'il était lui aussi retombé dans les siennes. Pour ma part, j'avais peur de revivre ce que j'avais vécu avec le père de mes enfants. Pour lui, ça m'apparaissait être la peur de se laisser aller, de s'abandonner et de se dévoiler entièrement, entre autres.

Pourquoi je vous raconte tout ça ? Parce que c'est précisément cette histoire-là qui est à l'origine de ma guérison. Une grande guérison spirituelle et amoureuse qui m'a permis de dissoudre une grosse partie de mon karma d'abandon et de trahison. Et surtout, de retrouver mon pouvoir de puissante créatrice de ma vie.

CHAPITRE 2

Les mémoires karmiques

J'ai trois amours.

Le premier, Jimmy, est endormi dans mon lit à la maison.

L'autre, Philippe, est étendu près de moi sur une civière à l'urgence d'un hôpital.

Le troisième a téléphoné plus tôt et s'est porté volontaire pour m'aider si j'en avais besoin pendant la nuit. C'est Guy, le père de mes enfants.

⁑

J'aime Guy depuis le printemps 1995, le 19 mai exactement... En fait, ça dépend des versions, parce qu'on s'obstine encore sur la date de notre rencontre. Quoi qu'il en soit, ça en dit long sur le ton de toute notre relation ! Ce jour-là, il m'avait dépassée à vélo au Festival de la santé, un événement qui allait par la suite être diffusé à TVA. J'étais une des personnalités invitées et on m'avait affectée à l'épreuve des trente-cinq kilomètres de randonnée à bicyclette dans les rues de Montréal. Lui était bénévole pour veiller sur les cinq mille cyclistes participants. Quand je l'ai vu me doubler sur ma droite, je l'ai apostrophé tout naturellement, comme je le faisais avec chaque cycliste qui me dépassait. Mais avec lui, c'était différent. J'avais carrément un sentiment de déjà-vu. Vous savez, le genre de rencontre où on se dit : « J'ai l'impression de connaître ce gars-là depuis toujours. » Et oui, je l'admets, il était très très *cute* en plus, ce qui ne nuisait pas à sa cause !

On a finalement passé la journée ensemble, puis, en soirée, on est allés prendre un verre et manger sur l'avenue du Mont-Royal. On a fini ça dans un bar, et vous vous imaginez la suite... Six mois plus tard, il habitait chez moi et on filait le parfait bonheur.

On s'est aimés comme des fous. Au début. Je me souviens entre autres de toutes ces nuits où je le regardais dormir tellement j'étais émerveillée qu'il soit couché près de moi. Il était tout ce dont j'avais rêvé : beau, drôle, intelligent, engagé et volontaire. Il m'a fait deux enfants magnifiques dans les années qui ont suivi, et je sais que je l'aimerai toujours, pour cette raison non négligeable, mais aussi pour plusieurs autres.

On s'est tout de même séparés en juin 2006, après onze ans de vie commune.

Je suis partie en lui disant que je l'aimais encore, mais que notre vie n'avait plus de sens. Je pourrais vous nommer dix mille raisons pour lesquelles Guy et moi ne sommes plus un couple. Il était devenu trop ceci, pas assez cela, et moi j'étais beaucoup trop ci et vraiment plus assez ça. Mais la véritable raison réside dans un seul et unique fait : j'ai changé.

J'ai tellement changé en une décennie que Guy ne retrouvait plus en moi la fille dont il était tombé amoureux.

Le fossé entre nous a commencé à se creuser quand je suis devenue enceinte de notre premier enfant. En fait, non, il avait déjà commencé à se profiler plusieurs mois auparavant, pendant mon long congé de maladie.

⁎

J'ai passé toute l'année de mes trente-trois ans (le «christ d'âge», comme je l'ai surnommé ironiquement pour alléger un peu la situation) à moitié morte, dans un état d'épuisement complet. J'étais atteinte du syndrome de fatigue chronique, ce qui m'a forcée à revoir en profondeur mon mode de vie et à me redéfinir dans l'«être» et non plus seulement dans le «faire».

Avant la maladie, j'étais la journaliste *go-getter* de TVA, ou «la fille à Mongrain» (en référence à l'animateur Jean-Luc Mongrain), comme les gens m'appelaient affectueusement sur la rue quand ils voulaient qu'on les aide à se sortir d'une injustice quelconque. Avant, donc, j'étais quelqu'un. Après, c'est-à-dire après ce lundi matin d'avril 1996 où je n'ai pas pu entrer au travail parce que j'étais trop étourdie et fatiguée pour me concentrer sur quoi que ce soit, je n'étais plus rien ni personne. Ce n'est que pendant ces longs mois de solitude et d'immobilisme que j'ai réalisé à quel point, dans nos sociétés modernes, on se définit par notre travail et par ce qu'on fait dans la vie. Malade, je ne faisais plus rien, donc je n'étais plus rien. Et c'est encore plus vrai pour ceux qui exercent un métier public, car ils s'animent et se définissent entièrement en fonction du regard des autres. J'étais une de ceux-là.

Pour comprendre la source de ce déséquilibre, qu'on peut classer dans la grande catégorie des burn-out, la maladie du siècle, il faut savoir qu'il n'existe que deux grands mouvements dans l'Univers. L'inspiration et l'expiration.

L'inspiration est associée à l'«être». L'expiration, au «faire».

Puisqu'on est toujours dans le «faire», dans l'action, et pratiquement jamais dans l'«être» (qu'on peut aussi définir comme une forme d'intimité avec soi-même, par la méditation ou la contemplation, par exemple), on est devenus des sociétés à bout de souffle. L'image est claire comme du cristal. Nous sommes des Êtres complètement essoufflés, en expiration perpétuelle (faire), parce qu'on ne s'arrête plus jamais pour inspirer (être). On ne sait tout simplement plus respirer dans un mouvement naturel d'inspiration-expiration, soit d'«être» et de «faire».

Mais revenons au fossé entre Guy et moi. Au début, nous avions une relation très axée sur la fête. On recevait souvent des amis pour souper, et la moindre petite occasion de rencontre entre copains se transformait en party. En fait, tous les prétextes étaient bons pour célébrer, et on vivait de bons moments dans cet univers de légèreté. Lorsque je suis tombée malade, après seulement dix mois de vie commune, je n'avais plus envie de ce tourbillon. Puis, en émergeant de ce syndrome de fatigue chronique, au bout d'une année de remises en question et de crises existentielles, je suis devenue enceinte de notre fils. Là encore, la fête n'avait plus vraiment sa place. Il n'y a rien de mal à s'amuser, mais puisque mon état ne me le permettait pas, ma source d'amusement était en pleine mutation. Puis, j'ai allaité mon garçon, je suis redevenue enceinte, j'ai allaité ma fille... et le fossé entre nous est devenu le Grand Canyon.

En 2002, j'avais rencontré une médium qui communique avec les morts pour une émission de Claire Lamarche, ce qui a créé une onde de choc dans ma psyché et a causé en moi un « réveil » spirituel totalement inattendu et plutôt brutal (lire *On ne meurt pas*, chez Publistar). J'utilise le mot « réveil » ici pour une raison bien précise. Je n'ai pas connu, comme la majorité des gens, un éveil spirituel classique en lisant un livre ou en apprenant à méditer. J'étais si fermée que la Vie a trouvé une façon détournée de me réveiller à grands coups... d'évidences ! Et disons que cet événement a largement contribué à planter les derniers clous dans le cercueil de ma relation amoureuse déjà chancelante.

Bref, j'ai changé. Beaucoup changé.

Je pourrais résumer ce changement par une métaphore colorée. Admettons que mon essence individuelle soit de couleur bleutée. Pour être plus précise, je viens de la famille des enseignants éclaireurs, et la fréquence vibratoire de mon âme est associée au bleu, la couleur de la connaissance. Chaque enseignant porte sa propre teinte de bleu, bien sûr, puisqu'il n'y a pas deux personnes aux talents identiques sur cette planète. Mais peu importe la nuance, j'arrive quand même aujourd'hui à reconnaître une âme sœur issue de cette famille presque instantanément. Sachez que le concept des âmes sœurs ne correspond en rien à ce qu'on a acquis comme croyance romantique. En fait, on a des milliers d'âmes sœurs qui proviennent de notre propre famille d'âmes ou qui portent les mêmes idéaux que nous. Cette vision des âmes sœurs déboulonne le mythe selon lequel il n'existe qu'une seule personne avec qui on puisse former un couple idéal. Mais disons pour l'instant que le fait de reconnaître mes âmes sœurs est une des conséquences très positives associées à ce changement à la suite de mon éveil spirituel.

OK, puisque je n'étais pas consciente avant 2006 d'être bleue jusqu'au bout des ongles, j'ai porté du rouge toute ma vie de jeune adulte. Quand j'ai rencontré Guy, je portais du rouge vif des pieds à la tête, et lui a été attiré par ce rouge. Est-ce à dire qu'il est assurément rouge ? Peut-être, mais pas forcément. Peut-être est-il vert ou violet ou jaune, ou bleu même ! Mais il l'ignore pour l'instant et porte encore du rouge, parce que c'est ce qu'on lui a montré à porter dans son enfance. Mais peu importe l'éducation et les influences qui nous poussent à porter telle ou telle couleur, il nous appartient, à l'âge adulte, de trouver celle qui correspond réellement à notre vibration.

La certitude qui m'habite aujourd'hui, c'est qu'au début de notre relation je lui ai montré une couleur qui ne correspondait pas à ma fréquence vibratoire. Quand j'ai commencé à délaisser le rouge pour ajouter un peu de bleu dans mes vêtements, il s'est progressivement et inconsciemment éloigné de moi, jusqu'à en perdre toute forme d'attirance. Et lorsque le processus de transformation de ma garde-robe a été terminé, nous n'avions plus aucune couleur en commun.

Cela peut paraître triste, mais c'est quand même le plus beau cadeau que je pouvais m'offrir à moi, et offrir à nos enfants. En prenant conscience de ma couleur, je suis revenue à mon essence d'enseignante éclaireure et j'ai choisi d'irradier de tous mes feux cette couleur dans chacune des sphères de ma vie. J'ai donc commencé à attirer dans ma nouvelle vie d'autres personnes vibrant à la fréquence du bleu. Et mes enfants ont maintenant une mère rayonnante qui porte fièrement le bleu et qui entretient des relations avec beaucoup de gens naturellement attirés par cette couleur. C'est une image un peu simpliste, mais c'est tout de même celle qui représente le mieux et sans jugement ce qui a causé notre séparation.

Maintenant, la question qui demeure, c'est pourquoi est-ce que je portais du rouge sans même me rendre compte que ce n'était pas la couleur de mon essence et que, ce faisant, je continuais de m'attirer des relations difficiles avec des personnes qui recherchent le rouge? Eh bien, c'est à cause de la blessure fondamentale, celle que je porte et que je portais avant même de m'incarner sur ce plan de matière. La blessure que mon âme voulait tant m'amener à soigner en me poussant toujours un peu plus loin dans l'expérience de la mauvaise couleur.

Dans mon cas, cette blessure est un monstre à deux têtes qui prend sa source dans la trahison et l'abandon, et elle a été ravivée dans cette vie-ci à la mort violente de mon père, qui était médecin de profession, mais aussi un héros de statut pour nous, ses trois filles. En 1977, il s'est suicidé en se tirant une balle dans la tête dans le sous-sol de notre maison. Je n'avais que quatorze ans. Évidemment, à cet âge-là, l'adolescente que j'étais se trouvait en pleine révolte, et j'ai interprété son geste comme une forme de provocation : de la haute trahison et un abandon total. Dans ma tête d'ado, mon père, ce héros devenu un zéro, n'avait plus le courage de continuer, et il avait préféré nous abandonner à notre sort, un point c'est tout. À quatorze ans, on peut facilement être sans nuances, sans zones grises, et dans le jugement impitoyable des adultes qui nous entourent. C'était mon cas.

Après des années de recherches et de démarches personnelles, j'ai la conviction que toutes les situations douloureuses sur notre parcours servent à éveiller les mémoires de nos vies antérieures. Cela nous permet de prendre conscience des charges karmiques que l'on porte, de guérir les blessures qu'elles ont engendrées et de les transcender. Mon père, qui m'aimait de façon inconditionnelle, était un acteur parfait pour réveiller ces mémoires en moi et me stimuler à les dissoudre. Mais avant de comprendre en profondeur tout ce processus, j'ai créé dans ma vie une foule de circonstances, de relations et d'événements qui m'ont poussée dans mes derniers retranchements pour mieux revivre la trahison et l'abandon.

À partir d'ici, vous pouvez remplacer le mot «trahison» par tout autre thème karmique, comme l'abandon, le jugement, la culpabilité, l'humiliation, le rejet ou toute autre émotion qui fait mal, et aboutir au même raisonnement dans votre vie. On peut aussi porter simultanément plusieurs thèmes, à différents degrés. Je vous dirais que je les porte tous, sauf l'agression physique, mais avec une prédominance de trahison. Bref, une sorte de combo tout garni de thèmes karmiques, sans doute imputable à mes nombreuses incarnations sur cette Terre!

Et puisqu'on s'attire toujours en boucle des événements et des patterns relationnels de plus en plus intenses pour réveiller nos mémoires jusqu'à ce qu'on en prenne conscience et qu'on guérisse les blessures qui y sont liées, j'ai répété le scénario à plusieurs reprises... et une fois de plus dans ma relation avec le père de mes enfants. Même s'il ne m'a jamais trompée, je me sentais abandonnée et trahie par Guy au sein même de notre couple. Bien sûr qu'il avait ses torts et moi, les miens. Par contre, en regardant à un deuxième niveau, je sais pertinemment aujourd'hui que j'ai moi-même créé ce scénario dans lequel j'étais la seule à me trahir et à me laisser tomber. Mais c'est tellement plus facile de rejeter la faute sur l'autre...

Je l'ai fait pendant onze ans!

Pardonne-moi, Guy.

CHAPITRE 3

La maladie d'amour

En quittant le père de mes enfants, j'ai ressenti une profonde sensation d'euphorie. Je sais, c'est plutôt paradoxal. D'un côté, je vivais une grosse peine d'amour doublée du deuil de notre petite famille. Et que dire de la culpabilité, cette amie des mauvais jours qui me collait à la peau depuis la mort de mon père ? J'étais dévastée par les remords à la seule idée d'abandonner mes enfants une semaine sur deux. Je savais bien que ma fille, qui n'avait que six ans à l'époque, avait encore cruellement besoin de sa mère et que mon fils de huit ans, même s'il faisait son grand philosophe, aurait tout donné pour ne pas voir sa cellule familiale se briser en morceaux.

D'un autre côté, malgré toute cette tristesse, j'étais euphorique. Je sentais, au plus profond de moi, un grand soulagement et une liberté grisante. J'étais enfin libre d'être moi-même, complètement, sans faire réagir mon partenaire de vie à la moindre parole ou au moindre geste «bleu»; libre de recréer ma vie en fonction de mes idéaux qui reprenaient forme petit à petit, libre d'aimer à nouveau un homme qui allait m'accueillir telle que j'étais, sans compromis. Libre, libre, libre. Du moins je le croyais. Devant tant de liberté, j'ai dû paniquer puisque je me suis construit une prison virtuelle impénétrable. Et la forme que je lui ai donnée est fort éloquente : une ceinture de chasteté naturelle forgée par la force de mes croyances et de ma culpabilité! Je me sentais tellement coupable devant tant de liberté chèrement acquise que j'ai eu une série de petites maladies qui se terminent toutes en «ite» dans la région du bas du ventre, plus précisément au deuxième chakra, le hara, qui représente le siège de la création et de la procréation, mais aussi le centre énergétique sexuel. Je souffrais d'une urétrite (affection de l'urètre), d'une vestibulite (inflammation de l'entrée du vagin) et d'une colite (inflammation du côlon) qui me causait des diarrhées virulentes. En un mot, j'avais le «feu au cul», dans le sens littéral du terme!

Il faut croire que je me tapais une «écœurite» aiguë qui se manifestait dans la région pelvienne, question d'être bien certaine de ne pas m'attirer un autre homme, même si les dernières années avec le père de mes enfants avaient été tout sauf olé-olé. Après tant de sécheresse amoureuse, tout mon être criait famine, et grand bien m'eût fait de prendre un amant en attendant...

Mais non. Beaucoup trop facile. «Il faut que je souffre un peu plus pour mieux gagner mon ciel», devaient se dire toutes les cellules de mon corps pour honorer cet héritage judéo-chrétien encore bien enfoui quelque part dans mon inconscient. Comme on peut se faire la vie dure quand la culpabilité nous ronge!

Mon jeûne sexuel a donc duré une autre année. Un an à souffrir le martyre, à m'asseoir sur une fesse ou sur l'autre sans jamais pouvoir trouver de position confortable. Un an à regarder les beaux spécimens de la gent masculine me passer sous le nez sans même me donner le droit d'espérer quoi que ce soit. Parce que la simple pensée érotique provoquait en moi des crampes qui se propageaient par vagues synchronisées dans chacune de mes « ites » de la région affectée. Fort, le mental !

Il y avait aussi ce petit doute qui m'assaillait : et si on pouvait redevenir un couple, Guy et moi, après une période de réflexion plus ou moins longue qui aurait pour effet de régler miraculeusement tous nos différends, toutes nos incompréhensions, toutes nos attentes non comblées, tous nos désirs inassouvis et quoi d'autre encore ? Et si on pouvait rebâtir notre famille qui, de l'extérieur, faisait l'envie de plusieurs ? Et si on pouvait se retrouver quelque part, lui et moi, pour mieux repartir à neuf ? Et si, et si...

Au printemps 2007, Guy m'a invitée à luncher. Il est venu me chercher à ma nouvelle maison et, dès qu'il est entré, j'ai perçu sa nervosité malgré son sourire bienveillant. Je ne connaissais pas l'objet de sa fébrilité, mais j'imaginais, pour flatter un peu mon ego, qu'il voulait peut-être tenter une réconciliation de dernière chance. Il avait beaucoup pleuré dans les mois suivant notre séparation. Il vivait ça comme un échec, et je connaissais son sens aigu du devoir, qui lui faisait parfois douter du bien-fondé de notre décision de ne plus vivre ensemble.

Il m'a parlé de choses et d'autres, de nos enfants, comme il le fait tout le temps, avec ce ton admiratif et un peu gaga du papa amoureux fou de ses petits monstres, puis il s'est assis en prenant une grande inspiration...

— J'ai une blonde.

Si je n'avais pas été appuyée sur le comptoir de la cuisine au moment où il m'a largué ce missile courte portée, je me serais effondrée par terre.

— Quoi ?

Silence.

— J'ai une blonde.

— J'ai compris, mais... C'est qui ? Est-ce que je la connais ? ai-je bafouillé, des sanglots dans la voix.

— Oui, tu la connais.

J'aurais préféré une réponse négative, je ne sais trop pourquoi. Peut-être parce que le fait de ne pas la connaître aurait pu sembler moins douloureux, provoquant moins d'images déchirantes dans ma tête. Mais je n'ai pas eu le temps de réfléchir qu'il l'a nommée.

— C'est Sophie.

Un missile suivi d'une bombe nucléaire ! Sophie ? Mais c'est la prof de nos enfants à l'école alternative ! Un mégapétard de douze ans plus jeune que lui, sans enfant et, détail important, propriétaire d'un chalet dans une ZEC au bord d'un lac à truites ! Le rêve le plus cher du père de mes enfants, qui est un maniaque invétéré de la pêche, une passion qu'il a d'ailleurs fièrement transmise à notre fils. Et je la voyais presque tous les jours en plus, parce que le concept de l'école alternative exige une participation active des parents.

En une fraction de seconde, j'ai senti que mon monde venait de s'écrouler et que je n'avais aucune prise pour en retenir au moins les fondations.

Je ne me souviens plus de ce que Guy a dit par la suite. Je ne l'entendais plus. Sa bouche émettait nerveusement des sons pour trouver des explications, pour atténuer le choc, pour essayer de m'épargner un peu. On a pleuré ensemble quand il a constaté ma réaction ; il ne voulait surtout pas me faire de peine. Puis il a voulu qu'on mange quand même ensemble, mais il n'y avait plus rien à dire et, devinez quoi, je n'avais plus faim.

J'ai passé le mois suivant couchée en boule dans mon lit pour ne plus sentir cette douleur au ventre. J'avais tellement mal au plexus solaire que je pensais mourir. Mourir de peine, c'est possible !

Un soir, j'ai téléphoné à la maison familiale, que Guy avait décidé de garder pour assurer une stabilité aux enfants pendant un certain temps. En répondant, ma fille m'a annoncé, tout excitée, que Sophie soupait avec eux sur la véranda en cette jolie soirée du début de mai. Et pour en rajouter, un couple de nos amis intimes s'était joint à la fête avec leurs deux enfants. La totale ! J'ai ravalé ma peine en faisant semblant d'être heureuse pour elle. Pour eux. J'ai raccroché, la mort dans l'âme, sans même demander à parler à mon fils. La gorge nouée par l'émotion, j'en aurais été parfaitement incapable de toute façon.

Les images se bousculaient dans ma tête, intensifiant mon mal de cœur permanent depuis l'annonce officielle de la nouvelle liaison amoureuse de Guy. Il fallait me rendre à l'évidence, il y aurait désormais une autre femme dans « ma maison », assise à « ma place », mangeant avec « ma famille » et « mes amis », dormant dans « mon lit » avec le père de « mes enfants », menant sans scrupules « ma vie » par procuration... et je n'y pouvais rien. De plus, en comptabilisant les heures, Sophie passerait plus de temps que moi avec mes enfants, école et maison combinées. Et je ne pouvais même pas *bitcher* contre elle, puisqu'elle était parfaite... du moins d'après ce que je savais d'elle et selon mes critères très subjectifs de comparaison.

Pendant ce mois d'enfer émotionnel, j'ai perdu cinq kilos. Je ne mangeais plus, je ne dormais plus et je n'arrivais que difficilement à travailler. Mais le pire, c'était surtout que je ne me comprenais plus. C'était pourtant moi qui étais partie de la maison un an auparavant, moi qui avais initié cette séparation, moi qui ne voulais plus continuer dans cette relation sclérosée, moi qui espérais rencontrer un autre homme portant une énergie plus concordante avec ma nouvelle couleur.

Mais Guy m'avait battue de vitesse à ce petit jeu, et j'en souffrais atrocement. Toute mon attention était portée sur ma douleur. Heureusement qu'il me restait mes amies.

Par solidarité, et avec beaucoup d'humour, mes chums de filles ont offert de m'organiser une petite soirée de défoulement pour trouver quelques défauts à la nouvelle blonde de Guy, question que je puisse m'exorciser un peu, mais je n'en avais aucune envie. J'avais décrété qu'elle était parfaite, que je n'avais plus aucune chance de séduire Guy à nouveau, que je n'étais plus dans la course... Et au fond de moi, je ne voulais même plus l'être. La question me revenait donc à tout moment : « Mais pourquoi, si je ne veux pas reconquérir Guy, suis-je aussi souffrante ? »

La réponse est arrivée quelques jours plus tard...

*
**

J'ai passé ma première fête des Mères seule avec mes deux enfants. On a célébré au resto, pour rendre cette journée quelque peu festive malgré mon état émotionnel pitoyable, que je tentais tant bien que mal de leur cacher. Dans un petit café branché de ma banlieue, on a croisé une autre maman séparée avec ses enfants. On a échangé sur nos statuts de nouvelles célibataires, et j'ai pris un café avec elle pour me sentir moins seule.

Le lendemain, j'ai croisé Guy en allant conduire les enfants à l'école et je lui ai lancé une ligne cinglante du genre :

— En tout cas, merci beaucoup pour tes bons vœux de fête des Mères hier. Ç'a été très apprécié !

Puis j'ai claqué la portière de mon auto avant même qu'il puisse ouvrir la bouche.

Imaginez l'affront. De toute la journée, il n'avait pas trouvé une seule seconde pour me souhaiter une bonne fête des Mères. Moi, la seule mère de ses enfants et la seule qu'il n'aura jamais. Moi, la huitième merveille du monde dans le département des mamans. Moi qui ai donné naissance à ses deux rejetons avec tout mon amour et qui les soigne de façon exemplaire depuis. Moi, moi, moi. J'étais si à l'envers que je louvoyais entre les sentiments de colère, de tristesse et d'apitoiement !

C'est totalement ridicule, dites-vous, n'est-ce pas ? Combien d'hommes, de toute façon, appellent leur ex le jour de la fête des Mères la première année de séparation ? Eh bien, la réponse à cette question, c'est : «Je m'en fous, Guy aurait dû m'appeler, bon !» J'avais huit ans d'âge émotionnel ! On s'entend, j'aurais dû ignorer cette omission bénigne, mais mon gros ego avait pris le contrôle. «Peut-être que les ex n'appellent pas la mère de leurs enfants, mais Guy, lui, c'est mon ami, pas juste mon ex.»

En temps normal, je lui aurais pardonné ce faux pas en une fraction de seconde après lui avoir tout de même lancé une de mes petites répliques assassines, un art que je maîtrisais remarquablement bien à l'époque, question de m'assurer qu'il ne recommence pas l'année suivante. Mais ce jour-là, j'étais tellement dans ma blessure de petite fille abandonnée que je ne voyais pas l'insignifiance de la chose. Moi qui, en plus, trouve la fête des Mères outrageusement commerciale et qui me vante de ne pas être attachée à cette journée construite de toutes pièces pour vendre du parfum, des fleurs et du chocolat.

Je suis néanmoins restée pliée en deux de douleur pendant vingt-quatre heures parce qu'il avait osé m'oublier! Vu de l'extérieur, évidemment, l'incident a l'air pathétique et je passe pour une enfant gâtée, mais de l'intérieur, j'étais redevenue une petite fille rejetée, en détresse profonde.

Je raconte cet épisode peu glorieux de ma vie parce que j'ai appris par cette expérience qu'on ne peut pas juger de la tristesse des autres. On ne peut pas mesurer la douleur en fonction de la banalité d'une situation. On n'a pas le droit de juger, point. Je le dévoile aussi parce que cela a été le point tournant de ma guérison dans le deuil de ma vie avec Guy. Après lui avoir claqué la portière de voiture au visage, j'ai emmené les enfants à l'école et je suis revenue le voir. Le père de mes enfants est un pigiste, comme moi, qui travaille de la maison. Je savais que je le trouverais assis à son bureau, et ce que j'avais à lui dire ne pouvait pas attendre.

— Je suis désolée Guy, je me suis comportée comme la dernière des *bitches* tantôt, et ça ne me ressemble pas du tout. J'ai de la peine.

Et je me suis mise à pleurer comme une Madeleine... encore! Tout en sanglotant, je lui ai exposé les trois causes de ma réaction enfantine très hostile à sa nouvelle relation. J'avais eu le temps de mettre de l'ordre dans mes idées pendant le trajet en auto entre l'école et la maison familiale, et je sentais un urgent besoin de les verbaliser pour m'en libérer.

Primo, je réagissais de façon primitive à l'envahissement de mon territoire. Une autre femme vivait «ma vie», et même si c'était moi qui l'avais volontairement délaissée un an plus tôt, je ressentais tout de même ce sentiment très animal d'avoir perdu la bataille aux mains d'une femelle plus jeune et plus jolie contre qui je n'avais aucune chance. C'était vraiment comme si j'avais fait pipi dans tous les recoins de cette maison et qu'une autre venait marquer son territoire par-dessus le mien. Parfaitement insupportable, on en conviendra !

Secundo, il y avait en moi cet espoir inconscient de reconstruire ma famille sur les ruines du passé. J'insiste sur le mot inconscient, parce que, consciemment, je savais qu'on avait fait le tour de cette relation et que l'amitié était la meilleure forme qu'on pouvait souhaiter pour l'avenir.

Tertio, comment, mais dites-moi COMMENT, pouvait-il aimer une autre femme que moi ? Moi, sans aucun doute la femme la plus extraordinaire en ville, au pays, au monde tiens ! La plus grande des blessures à l'ego venait de m'être infligée et j'étais cruellement en manque de la seule chose qui puisse la soigner : l'humilité.

On s'est esclaffés comme deux enfants quand je lui ai servi mon dernier argument. Guy m'a alors enlacée tendrement et m'a demandé pardon d'avoir oublié de m'appeler pour la fête des Mères. Je lui ai pardonné instantanément, sans même lui lancer une de mes flèches aigres-douces habituelles. J'en ai été la première surprise… et ravie.

CHAPITRE 4

Dépression de cul !

« Un amant. Il faut que je me trouve un amant ! »
C'est la phrase qui me revenait en tête le plus
souvent après que j'eus enfin fini de pleurer la nouvelle vie amoureuse de Guy.

Ça faisait presque un an déjà qu'il ne s'était
strictement rien passé dans ma vie intime. Tout
mon Être se trouvait tragiquement en manque de
passion et de chaleur humaine, mais mon « vesti-
bule de l'amour », lui, demeurait hostile à la chose.
En plus, j'étais un cas, semble-t-il, pour la méde-
cine moderne. À preuve, en désespoir de cause, ma
gynécologue m'avait référée à une de ses collègues
au titre très enviable de « top surspécialiste de la
vestibulite à Montréal ». J'ai donc consulté cette
super docteure, charmante par ailleurs, qui a étudié
pendant des années et sous toutes ses coutures
l'entrée du vagin chez des milliers de femmes. Au
bout de quelques secondes, elle m'a annoncé le plus

solennellement du monde, en sortant la tête de mon entrejambe après en avoir jaugé tous les détails pathologiques:

— C'est psychosomatique, madame.

— Psychosomatique?

— Oui.

— Êtes-vous en train de me dire que je me serais infligé moi-même cet état pour le moins inconfortable? Et que j'aurais entretenu ces tisons qui me brûlent l'intérieur en permanence depuis un an toute seule comme une grande fille?

— En fait, c'est une sorte de réaction post-traumatique à votre séparation. Vous n'êtes pas la seule à vivre ça.

Je me sentais tout à coup presque rassurée! Au moins, je n'étais pas la seule folle à m'autoflageller directement là où ça fait mal, par-dessus ma blessure encore ouverte de la séparation, qui, dois-je le rappeler, avait été la décision la plus difficile à prendre de ma vie!

— Je peux vous prescrire des antidépresseurs, au cas où ça ne se résorberait pas tout seul, mais je crois que vous allez bientôt vous porter mieux. Une petite crème d'aloe vera aidera à soulager la sensation de brûlure entre-temps, a-t-elle conclu, visiblement pressée de se rendre dans une autre salle de consultation.

J'ai quitté son bureau, ma prescription d'antidépresseurs en main, avec un petit sourire sarcastique d'autodérision en coin: «Je suis en dépression du vagin! Faut le faire, quand même!»

La bonne nouvelle, c'était que la doc avait confiance en moi. Elle évaluait, à la lumière de l'exposé oral de dix minutes que je lui avais servi sur ma situation de mère séparée en pleine crise existen-

tielle lucide, que j'allais «me porter mieux bientôt».
Et je connaissais très bien le remède à tous mes
maux : un amant au plus sacrant! C'était à coup sûr
le meilleur antidote à mon mal, et cela quitte à souffrir un peu au passage la première fois... Outch!

J'ai donc eu une courte aventure avec un de mes
amis journalistes, qui m'avait très clairement ouvert
la porte des mois plus tôt. Sur le coup, je n'avais
même pas considéré sa proposition, en raison de
mon état physique quelque peu fâcheux, mais aussi
de sa situation matrimoniale, disons, ambiguë. C'est
un homme charmant et j'aurais pu devenir follement amoureuse de lui, mais la vie allait en décider
autrement au moment du face à face déterminant
avec mon beau voisin Philippe, quelques semaines
plus tard. Je remercie quand même cet ami journaliste, parce qu'il a lui aussi contribué à ma guérison en participant avec beaucoup de tendresse à
l'émergence de la femme en moi, après des années
à n'avoir plus été qu'une mère.

Je comprends d'ailleurs aujourd'hui combien
tous les hommes que j'ai aimés ont été de grands
guérisseurs pour moi. Même ceux qui, en apparence,
m'ont fait du mal. J'ai réalisé avec le temps, et grâce
aux précieux enseignements reçus en cours de route
à travers mes amis *channels*, à quel point chacun
des hommes de ma vie m'avait permis à sa façon de
guérir les nombreuses blessures amoureuses que
je portais. Blessures liées, je le rappelle, au père qui
m'avait «abandonnée» avec le fort sentiment d'avoir
été trahie, mais surtout toutes les autres blessures
que je me suis infligées par la suite parce que j'étais
inconsciente de mon pouvoir créateur, donc inconsciente que je pouvais à tout moment changer le scénario de ma pièce de théâtre.

C'est donc dans cet état d'inconscience que j'ai continué un certain temps à m'attirer des relations amoureuses éprouvantes pour mieux provoquer une descente houleuse à travers les méandres de mon Être, ce qu'on nomme aussi une «chute karmique». La chute karmique est une expression ésotérique pour illustrer ces périodes qui peuvent durer plusieurs années et pendant lesquelles on a l'impression de recevoir en pleine gueule des coups incessants et répétitifs de la Vie. Heureusement, cette même Vie m'a aussi envoyé une petite fée pour me tenir la main pendant la raclée.

CHAPITRE 5

Mon amie Anne-Marie

Vers la fin d'août 2007, juste avant de mettre un terme à ma courte mais combien intense relation avec Philippe, j'ai lunché avec mon amie Anne-Marie.

— Es-tu capable de faire ça n'importe où, n'importe quand, dans n'importe quelles conditions ? lui ai-je demandé en savourant un sandwich végétarien dans un petit resto bondé du quartier gai de Montréal, tout près de TVA, où elle travaillait à cette époque.

— Je crois bien que oui ! m'a-t-elle répondu avec assurance.

Anne-Marie et moi, nous nous accompagnons dans une démarche spirituelle depuis un bon moment déjà. Pendant trois ou quatre ans, je ne sais plus, on se rencontrait tous les mois pour une séance de *master mind,* un genre de « Demandez et vous recevrez » des temps modernes, le dogme religieux en moins. Une amie commune du milieu de la télé nous avait enseigné cette technique particulière basée sur le concept de demandes précises faites à l'Univers en fonction de nos difficultés ou de nos besoins du moment. Chacune devait *a priori* partir avec les prières de l'autre et les relire une fois par jour pour ensuite les remettre à sa partenaire le mois suivant. C'est un outil assez puissant, qui a d'ailleurs été mon initiation au monde de l'invisible, et il m'a permis de toucher de façon plus consciente au pouvoir de manifestation que nous détenons tous quand notre intention est claire et pure.

En cet été 2007, au cours d'une de ses nuits d'insomnie provoquée par une énième peine d'amour déchirante, Anne-Marie s'était mise à écrire de façon spontanée des messages semblant lui provenir de quelconques guides de l'au-delà. Elle m'en avait lu des extraits, et j'avais immédiatement reconnu le langage d'initiés utilisé par des formes de consciences supérieures que canalisent les grands *channels* de la planète. Du moins, ceux que j'avais déjà lus ou interviewés par le passé pour ma chronique sur la vie après la mort dans la revue populaire *La Semaine*.

J'en avais la certitude, Anne-Marie était en train de devenir un canal grâce à son écriture automatique, mais elle avait besoin de s'en convaincre davantage et j'allais l'aider (la coach en moi est bonne là-dedans !), notamment en la faisant pratiquer...

— O.K. On va l'essayer, ici, maintenant, lui ai-je rétorqué. Réponds à une question pour moi, s'il te plaît.

Anne-Marie a tiré le napperon sous son assiette (que j'ai toujours conservé par la suite au cas où ça servirait un jour...) et elle s'est mise à griffonner naturellement, sans hésitation et sans ratures. Elle semblait même complètement indifférente au bruit ambiant.

Ma question portait évidemment sur ma liaison avec Philippe. Je commençais à me rendre compte que nos univers étaient diamétralement opposés et que la communication entre nous devenait de plus en plus ardue, lui étant un bon Poissons un peu timide et secret, et moi, une Verseau volubile et extravertie. Je savais toutefois que notre connexion se passait à un autre niveau. C'était une sorte de lien invisible qui me permettait notamment de faire de la télépathie avec lui comme jamais je ne l'avais expérimenté auparavant. De plus, je ne me souvenais pas d'avoir ressenti une attraction physique aussi intense depuis des lustres... Mais il devait nécessairement y avoir des bases plus solides que celles-là pour s'investir à fond dans une relation de couple, non ? C'était du moins mon interprétation de la sensation qui m'habitait et me faisait douter pour la suite depuis un bon mois déjà.

— Veux-tu que je te le lise ? m'a demandé mon amie, me sortant de ma réflexion.

— Certainement. Je t'écoute.

J'ai été renversée par la profondeur du texte. Par sa lucidité aussi. Et j'ai été surprise du niveau de langage et de certaines connaissances contenues dans ces quelques lignes qui, bien que ma chum soit très intelligente, ne pouvaient pas venir uniquement de son intellect. Ça dépassait de loin ce qu'on pouvait élaborer, elle et moi, comme analyse de la situation tellement le regard sur une expérience terrestre courante me semblait élevé à un autre niveau de conscience. Voici l'essence de ce texte signé par des

∞ *guides de la cinquième dimension branchés sur le cœur et l'exploration de la lumière dans la matière.* ∞

∞ France se nourrit de particules plus lumineuses à la rencontre des énergies de cet homme. Elle entre en contact avec des cellules dormantes de son ADN qui doivent s'éveiller pour permettre une nouvelle expérience. Son âme découvre ainsi une nouvelle partie du spectre des énergies de l'amour. On parle ici d'amour fluide, de particules plus légères et pétillantes. C'est l'amour avec le sourire plutôt que l'amour associé à la douleur. Pour l'Être voisin, cette union va permettre l'ouverture, au niveau du cœur, d'un espace où la rigidité fera place à plus de fluidité quant à ses croyances associées à l'amour. La flamme de lumière France joue avec la flamme Philippe dans un partage mutuel où les deux âmes collaborent en toute conscience, car cette expérience a été choisie avant l'incarnation. Nous ne sommes pas en mesure de prédire le temps que durera cette expérience, puisque les âmes n'en ont pas encore déterminé la durée. Toutefois, il y a une autre flamme, jumelle celle-ci, qui attend l'entrée en conscience de l'Être dans le but de mettre en place un programme qui répondra à la mission de vie de chacun. Cette flamme jumelle, dirons-nous avec le sourire, est déjà connue de l'Être assise en face de vous, cher canal... ∞

Sur le coup, j'ai à peine réagi à ce message magnifique tellement je n'avais pas envie de l'entendre. Même si je connaissais, dans chacune de mes cellules, la finalité très proche de notre relation, j'aurais voulu entendre que Philippe était l'homme de ma vie, qu'il allait s'ouvrir à moi comme une fleur au soleil et qu'on serait heureux jusqu'à la fin des temps... avec nos quatre enfants en famille recomposée !

On a quand même blagué, Anne-Marie et moi, sur les révélations contenues à la fin du texte : ∞ *il y a une autre flamme, jumelle celle-ci, qui attend l'entrée en conscience...* ∞ Et on aurait dit qu'Ils se moquaient de moi, en plus, en m'annonçant que je connaissais déjà mon futur chum. Anne-Marie a d'ailleurs lancé en riant qu'il s'agissait sûrement de Pierre Lessard, le *channel* avec qui je travaillais depuis un an pour écrire le prochain livre.

— Ben voyons donc! Il a une blonde! Arrête de dire des niaiseries!

N'empêche que cette petite phrase dans le texte transcrit par Anne-Marie a donné lieu à nombre de spéculations plus folles les unes que les autres sur l'identité de mon prochain amoureux. On adore fabuler sur nos liaisons intimes potentielles, nous les filles, n'est-ce pas? Et puisque je porte depuis ma tendre jeunesse cet idéal profond de vivre une relation épanouissante et harmonieuse avec un homme, ça occupait une grande partie de mes conversations en cette période active de quête amoureuse.

«Peut-être que c'est celui que j'ai rencontré dernièrement? Ou l'autre que j'ai interviewé et que je trouvais pas mal *cute*? Et si c'était une vedette – un acteur ou un chanteur? Patrick Huard... Tiens, pourquoi pas? Oui, oui, Patrick Huard, ça ferait mon affaire», fabulais-je sur le chemin du retour à la maison. Une mauvaise habitude récurrente qui contribue encore à ce jour à me rendre quelque peu dangereuse, notamment au volant de ma voiture!

Mais la seule pensée de ne pas être en couple avec Philippe venait automatiquement mettre une fin abrupte à mon petit jeu mental. J'en avais mal au cœur. Je savais pourtant, au plus profond de mon Être, qu'il ne serait pas mon partenaire de vie. Je le savais depuis le début de notre relation. Mais je m'étais fait prendre à mon propre jeu au cours de l'été et j'étais tombée amoureuse de lui. J'en étais même presque arrivée à me convaincre que je pouvais m'engager à long terme avec un homme sans qu'on soit pour autant des complices dans toutes les sphères de nos vies. On pouvait sans doute s'aimer sans partager les mêmes passions et convictions spirituelles. Je n'aurais qu'à partager cette partie de ma vie avec mes amies de filles, ça suffirait. En clair, je savais précisément ce qui venait, mais je ne voulais pas l'entendre, et surtout, je ne voulais pas commencer à remplacer Philippe dans ma tête avant même de le quitter. Un peu de décence tout de même.

«Ah pis! Voir si j'ai envie de me taper un petit quiz avec des guides de "je ne sais où" pour découvrir qui sera mon prochain amoureux. Voir si je veux jouer au chat et à la souris avec l'au-delà pour connaître l'identité de l'homme extraordinairement conscient qui va me rendre heureuse jusqu'à la fin de mes jours… Et qu'est-ce que ça veut dire ∞ *des cellules dormantes de l'ADN* ∞? On dirait que je vis dans un roman de science-fiction… Au fait, c'est quoi une flamme jumelle? Pis elle est où, la cinquième dimension?!»

CHAPITRE 6

La rupture

Quelques jours plus tard, je me présentais pour ma deuxième rencontre individuelle avec les énergies du Maître Saint-Germain, canalisées par le médium Pierre Lessard. Lui et moi avons développé une belle relation d'amitié en travaillant sur notre projet *Le Maître en soi*, un ouvrage de grands enseignements spirituels sur le sens de la vie et les thèmes que rencontrent les êtres humains sur Terre. Le livre devait être publié en novembre et Pierre m'avait offert de rencontrer le Maître Saint-Germain à nouveau, parce que notre premier entretien de 2006 s'était terminé par une invitation à revenir au bout d'un an pour un nouvel éclairage.

Heureusement, j'avais conservé l'enregistrement de ce premier contact avec ces énergies d'une autre dimension, car c'est en réécoutant le CD quelques jours avant ma rencontre que j'ai réellement saisi la portée de certaines révélations entourant des détails de ma vie. Si je n'en avais pas compris toutes les nuances la première fois, c'est que je ne voulais tout simplement pas entendre ces détails à mon sujet. Il me fallait du temps pour vivre les événements en question et surtout pour les intégrer. Et tout ce qu'il m'avait prédit en essence, sans nommer d'événements précis, parce que nous sommes tous les créateurs de nos vies et possédons le libre arbitre, s'était avéré.

J'arrivais donc à cette seconde rencontre dans des prédispositions bien différentes de la première fois, puisque j'en connaissais maintenant la puissance. Quand le Maître a conclu sa lecture de la période charnière qui se présenterait à moi au cours de l'année à venir, il a enchaîné sur ma vie amoureuse sans même que j'aie le temps d'aborder le sujet moi-même. Il m'annonçait entre autres que je rencontrerais des hommes...

«Des hommes, mais je ne veux pas rencontrer des hommes, j'en ai déjà un dans ma vie», que je chuchotais dans ma tête pour ne pas qu'on m'entende... comme si je pouvais cacher quoi que ce soit à ce genre d'énergies subtiles qui lisent dans nos pensées! Encore une fois, je ne voulais pas savoir ce genre de trucs que je trouvais pour le moins inconvenants dans les circonstances. Alors, j'ai posé la question fatidique : «Mais j'ai rencontré un homme extraordinaire il y a quelques mois. Est-ce de lui que vous me parlez?» ... tout en connaissant déjà la réponse.

Et malgré cela, elle ne m'a pas plu. Ce n'était pas qu'elle ne sonnait pas juste, je savais parfaitement bien que le Maître avait raison, mais j'aurais aimé qu'il prédise lui aussi un dénouement différent à mon histoire, qu'il m'invente un avenir fictif tout rose, à l'image de celui que je me créais chaque jour dans mes scénarios romanesques, faisant fi de la dure réalité qui m'attendait. J'aurais aimé qu'il me protège de moi-même et de ma destinée, mais évidemment, ce n'est pas le mandat de ces guides de l'au-delà qu'on questionne précisément pour avoir l'heure juste. Toujours sans faire de prédictions, le Maître Saint-Germain s'était avancé à me parler de ma relation avec Philippe parce que la rupture était inévitable à court ou à moyen terme puisque déjà inscrite dans nos champs auriques. Nous en avions déjà fait le choix inconscient, et les causes, dans mon cas, se logeaient au cœur même de cet élan intérieur que je porte, celui de vouloir manifester l'amour avec un grand A sans aucune concession. Le Maître, après quelques secondes d'hésitation, m'a donc répondu :

— *Cet Être est un acteur très agréable dans votre vie, chère âme. Il vous permet de retrouver la femme en vous. C'est léger et joyeux. Mais ce n'est pas la relation organique que vous appelez. Vous portez un idéal, et vous allez le vivre, n'ayez crainte. Or, nous vous disons qu'il y aura d'autres hommes dans votre vie et que le compagnon idéal se présentera…*

Je n'écoutais plus. J'avais de nouveau cette boule de feu au plexus, celle que j'avais ressentie quand Guy m'avait annoncé sa liaison avec Sophie. Cette boule que je connais si bien et qui m'a accompagnée dans toutes mes peines d'amour.

Mais comment allais-je devoir me comporter en retrouvant mon amant le soir venu ? Est-ce que je le trahissais si je ne partageais pas avec lui le contenu de mon entretien avec le Maître Saint-Germain ? D'ailleurs, comment dit-on à un gars rationnel, sans aucune conviction spirituelle connue et qui n'a jamais consulté un médium de sa vie, que mes amis de l'au-delà me confirment ce qu'on sait tous les deux, consciemment ou non, soit que notre relation ne fonctionnera pas à long terme ?

J'ai alors éclaté en sanglots.

— Je l'aime. Qu'est-ce que je fais avec ça ? ai-je demandé.

— *Aimez-le, chère âme, aimez-le comme s'il était l'homme de votre vie pour les trois prochaines vies ! Il est comme une fleur sur votre sentier. Ensuite, tout naturellement, vous allez emprunter d'autres chemins, et il y a de fortes possibilités que vous deveniez de grands amis.*

*
**

Je suis revenue à la maison avec le sentiment de trahir l'homme que j'aimais. Philippe est arrivé à l'heure du souper. Je le regardais marcher avec cette élégance qui le caractérise si bien quand il traverse d'un pas de panthère l'espace entre chez lui et chez moi. Mon beau Poissons si fluide et gracieux. Chaque fois qu'il apparaissait dans mon champ de vision, ça me faisait toujours le même effet. Encore à ce jour d'ailleurs. Je le reconnais et je m'illumine. Je ne peux rien dire de plus, je le trouve beau dans tout son Être.

Ce soir-là, nous avons discuté de choses et d'autres, de banalités au sujet de sa famille et de mon travail, mais pas un mot de ma part sur la rupture qui nous guettait. Je crois que cette soirée a été le début de la fin entre nous. Dans les jours qui ont suivi, je ne sais pourquoi, il a commencé à s'éloigner de moi. Peut-être ressentait-il les émotions en montagnes russes que je vivais en secret ?

Quoi qu'il en soit, un jeudi soir de septembre, alors qu'il ne m'avait pas appelée depuis deux jours, j'ai sonné chez lui sans prévenir pour mettre un terme à notre union de trois mois à peine. J'étais en réaction. J'ai pleuré dans ses bras en évoquant notre dernière soirée passée ensemble à regarder un film sans nous toucher. Appuyé sur son côté de la causeuse, il n'avait pas allongé le bras une seule fois pendant toute la projection pour me caresser la main ou la cuisse. J'étais repartie chez moi après le générique, le cœur tout à l'envers.

J'avais si peur de répéter mes erreurs, de subir à nouveau ce que j'avais connu avec Guy les dernières années – alors qu'on vivait comme de parfaits étrangers dans la même maison, ou, au mieux, qu'on se traitait en frère et sœur boudeurs – que j'ai paniqué. Philippe aussi avait dû faire face à ses propres peurs dans les semaines précédentes. Il m'avait d'ailleurs déjà confié ses réserves face à notre relation. La proximité entre nos deux maisons le dérangeait beaucoup. Il craignait que les voisins l'apprennent, il avait peur de ceci et de cela, alors il ne s'est pas objecté. Il m'a laissée partir sans tenter de me retenir, puis il est sorti en ville avec son frère, pour se changer les idées, je présume.

CHAPITRE 7

Le rêve prémonitoire

J'ai reçu le manuscrit révisé du *Maître en soi* le vendredi suivant ma rupture avec Philippe. On était à la mi-septembre, il faisait un temps magnifique et je profitais des derniers rayons du soleil d'été pour le relire et y apporter les dernières corrections. Au même moment, je devais préparer ma rentrée télé. Le lundi suivant, j'allais prendre la barre d'une nouvelle émission pour les parents en direct à VOX. Je me répétais que j'avais tout pour être heureuse, et pourtant, je ressentais une profonde tristesse. Les enfants étaient chez leur père pour une semaine et j'aurais pu profiter de ce temps libre pour appeler des amis ou attaquer la tonne de boulot qui m'attendait, mais j'étais tellement déprimée que je n'avais aucune envie de socialiser. Même la Volvo bleu marine de mon voisin était absente de son stationnement. Curieusement, je m'étais prise d'affection pour cette voiture. Elle représentait une sorte de stabilité, et quand je l'apercevais devant le duplex de Philippe, je me sentais bien de le savoir à la maison. Mais ce soir-là, j'avais constaté en promenant mon chien qu'il était sorti, probablement encore au pub où il aimait traîner de temps en temps pour discuter avec des copains ou regarder un match de hockey. Et ça amplifiait ma déprime.

Je me suis couchée tôt, en espérant qu'une bonne nuit de sommeil m'apporterait un peu de répit émotionnel. Mais j'ai très mal dormi. J'ai beaucoup rêvé. Et le dernier rêve au petit matin m'a achevée...

Je marchais en direction de la maison de mon voisin. En passant devant, je voyais clairement une fille dans la trentaine, les cheveux brun foncé coupés au carré, sortir de chez Philippe. Il la suivait. Pendant qu'elle se dirigeait du côté passager de la Volvo, lui prenait le volant. Je ne connaissais pas cette fille, ou peut-être était-ce parce que je n'arrivais pas à distinguer clairement les traits de son visage, mais un fait semblait indéniable dans mon rêve, il s'agissait de la nouvelle blonde de mon voisin.

Je me suis réveillée en panique, haletante comme si je venais d'achever le cent mètres aux Olympiques. J'ai respiré profondément pour me calmer. J'ai tenté de me raisonner, mais je ne pouvais plus stopper mon mental, qui me repassait en boucle tous les détails de la scène à laquelle je venais d'assister dans l'astral. J'avais beau me dire, avec mon autodérision habituelle qui me soulage parfois du mal de vivre, que ce n'était qu'une réaction de fille parano-pas-trop-sûre-de-son-choix-d'avoir-mis-un-terme-précoce-à-une-relation-somme-toute-agréable.

Mais rien n'y faisait. J'étais envahie par des nausées atroces, une sorte de dommage collatéral bien connu chez moi quand le feu s'embrase au centre de mon estomac à cause d'une peine d'amour me ramenant au sentiment de trahison. La scène dont je venais d'être témoin en rêve me donnait littéralement mal au cœur.

J'ai tenté de chasser ces images en pensant à mon travail, à mes enfants, à un paysage apaisant, à des moutons... en vain. Le réveil indiquait 4 heures. J'ai tourné, et tourné, et retourné encore dans mon lit jusqu'à 7 heures, puis je me suis finalement levée pour aller lire ma grosse *Presse* du samedi à la cuisine, dans le calme retrouvé d'une maison sans enfants. Vers 10 heures, je suis sortie sur mon balcon pour poursuivre la correction de mon livre. L'air était doux et le soleil perçait partiellement le feuillage épais des érables qui ornent toute notre rue. Mais si tout semblait calme à l'extérieur, un volcan s'apprêtait à faire irruption à l'intérieur de moi. Je ne parvenais tout simplement pas à effacer les images de l'inconnue de mon rêve, si bien que je réussissais difficilement à me concentrer pour trouver les dernières coquilles qui s'étaient inévitablement glissées dans le texte.

La voiture du frère de Philippe est venue me distraire de mes pensées obsessives. J'ai observé ce dernier se garer devant la maison de mon voisin, puis j'ai entendu au loin les deux gars échanger quelques mots, un truc sur des bâtons de golf, il me semble, et je me suis étiré la tête pour les saluer...

C'est à ce moment que je l'ai aperçue.

C'était elle. Elle, la fille aux cheveux brun foncé, coupés aux épaules, mi-trentaine environ. La fille de mon rêve. Et elle se déplaçait d'un pas lent et assuré en direction de la Volvo! Philippe la suivait. Puis il s'est assis derrière le volant et ils sont partis dans le sens opposé à chez moi.

J'ai reculé sec, comme si une main m'avait poussée vers l'arrière avec violence. J'en avais le souffle coupé. Le mal de cœur du matin s'était transformé en malaise généralisé. Tout mon corps souffrait, et ma tête n'aurait plus de répit pour des mois. Cette fille correspondait en tout point à celle de mon rêve. Seul l'angle de vision différait. Dans la réalité, je l'avais vue de profil. Sur le coup, j'ai cherché désespérément une explication atténuante. J'ai voulu me faire croire qu'il s'agissait peut-être de la plus jeune sœur de Philippe, celle que je ne connaissais pas encore et qui avait aussi la mi-trentaine, le petit «accident» de la famille arrivé dix ans après les autres. Je me suis accrochée à cette pensée pour ne pas devenir folle, et je crois avoir assez bien réussi à le faire, du moins pour les vingt-quatre heures qui ont suivi. Un réflexe de survie, sans doute, tel un *rush* d'adrénaline qui protège l'organisme après une agression par piqûre venimeuse.

Le lendemain après-midi, j'ai vu Philippe apparaître au bas de l'escalier de mon balcon avant, là où on s'était rencontrés tout l'été pour prendre une bière et placoter. Il venait tout bonnement me rendre visite, par habitude je présume. Je lui ai offert une bière et j'ai sauté sur l'occasion d'un court moment de silence pour le questionner :

— J'ai vu une fille sortir de chez toi hier matin. Brune, les cheveux au carré. Est-ce que c'était ta sœur ?

J'ai ressenti tout de suite son malaise.

Il a hoché de la tête sans conviction.

— Oui.

Puis il a enchaîné sur un autre sujet et, au bout de quelques minutes, il est reparti, me laissant seule avec ma pile de travail pour le lendemain, le jour de la première de mon émission de télé.

Évidemment qu'il a voulu m'épargner. Qu'il était mal à l'aise d'admettre qu'une autre fille avait passé la nuit chez lui, une semaine (UNE SEMAINE!) après notre séparation. Bien sûr qu'il se cherchait une excuse pour ne pas passer pour un gars insensible qui risquait de me blesser en agissant de la sorte. Il me l'a finalement avoué le vendredi suivant en prenant un verre chez moi pendant que nos enfants jouaient au sous-sol. Je l'ai remercié d'être honnête et, secrètement, je l'ai même remercié de m'avoir protégée de cette façon. La vie est quand même bonne pour moi dans ce genre de quiproquos : c'est une sacrée chance qu'il m'ait caché ce «détail non négligeable» une semaine plus tôt, parce que je n'aurais jamais pu faire ma première émission télé en direct si j'avais appris la veille qu'il m'avait déjà remplacée!

Je me rappelle toutefois dans les moindres détails et viscéralement le sentiment qui m'a envahie quand il est passé aux aveux. Être poignardée dans le ventre ne m'aurait pas fait plus mal. Un coup de poing en pleine gueule ne m'aurait pas assommée plus violemment. Je connaissais si bien cette sensation, la même que celle que je ressentais plus jeune quand je me faisais prendre à tricher à un examen ou à raconter des petits mensonges. Une chaleur brûlante s'élevant de mon ventre jusqu'à la racine de mes cheveux en une fraction de seconde, me laissant au passage un nœud à l'estomac, des nausées, une boule dans la gorge et un goût amer dans la bouche. Et le visage rouge comme une tomate en prime!

Il est intéressant d'observer ici que la sensation de trahison est identique, qu'on se trahisse soi-même ou qu'on se sente trahie. C'est IDENTIQUE! Cela en dit long sur l'illusion de la trahison. Que ce soit moi qui me trahisse en me faisant prendre en défaut à tricher ou que ce soit l'autre, c'est-à-dire un des nombreux personnages de ma belle grande pièce de théâtre appelée *La Vie* qui endosse ce rôle, le résultat est le même. On veut mourir de honte, de colère et de peine. Pourquoi est-ce crucial de comprendre ce détail maintenant? Parce que la suite de mon histoire n'est qu'un long enchaînement de petites et de grandes autotrahisons qui m'ont menée à une chute karmique amoureuse, ce point focal déterminant où un choix s'impose. Soit on accepte de regarder nos blessures en face et de les guérir, soit on se laisse dépérir et mourir à petit feu, de rage, de folie ou de tristesse, en rejetant la faute sur les autres pour ne pas voir qu'on a créé soi-même ce scénario d'autodestruction.

Or, puisque j'avais inconsciemment choisi de vivre une descente brutale vers ce bas-fond des mémoires karmiques, j'ai entrepris de cuisiner mon voisin sur sa toute nouvelle liaison.

— Comment elle s'appelle? Est-ce que je la connais? («Mon Dieu, j'espère que non, cette fois!») Tu l'as rencontrée où?

Je peux être la reine des questionneuses quand je m'y mets. Je suis journaliste, après tout! Alors quand je veux savoir quelque chose, je trouve toujours une façon de parvenir à mes fins. Il a répondu candidement à toutes mes questions, sans s'étendre sur le sujet pour ne pas en rajouter dans la cour de mes peines. Mais quand j'ai compris qu'il avait l'intention de la revoir, j'ai craqué:

— T'es pas en sevrage, toi? Moi, je suis totalement en sevrage. Tout me manque de toi. Ton odeur, ta peau, ta présence. Tout.

Il m'a répondu que oui, il était aussi en sevrage, mais sans entrer dans les détails. Philippe ne développe jamais. C'est une de ses caractéristiques de Poissons plutôt secret à qui il faut tirer les vers du nez pour avoir accès à une infime partie de son jardin intérieur.

Je n'ai pas dormi de la nuit. Une heure peut-être, entre 4 et 5 heures, à force d'épuisement. Je ne sais pas comment j'ai réussi à passer à travers la journée du lendemain, seule avec les enfants, ni comment j'ai trouvé le courage de m'habiller et de me faire belle pour aller au party chez des voisins, le samedi soir, avec Philippe en plus et le reste de la joyeuse bande de la rue. Un autre réflexe de survie, je présume. Je crois que je voulais être jolie pour sauver les apparences. Pour que personne ne voie ma détresse, surtout pas lui. Mais j'espérais secrètement semer un doute, qu'il réalise à quel point il faisait une grave erreur! Le genre de truc que toutes les filles, et sans doute plusieurs gars aussi, font quand elles ou ils sont blessés.

Pendant la soirée, j'ai discuté avec plein de gens, certains que je ne connaissais pas, mais je ne voyais que Philippe. J'ai toujours aimé son regard. Il y a dans ce regard une bonté profonde qui charmerait n'importe qui. Quand ma voisine a monté le son de la musique, il est venu me rejoindre au salon pour danser sur quelques vieilles chansons rock. Avant de faire des bêtises, du genre lui sauter dessus et l'embrasser devant tout le monde, je suis retournée sagement à la maison pour prendre la relève des ados de la rue qui avaient accepté de garder les plus jeunes jusqu'à 11 heures, question de donner un petit répit à leurs parents qui faisaient la fête.

CHAPITRE 8

La chute

Pendant les six mois suivants, j'ai revu Philippe presque tous les deux week-ends, comme si rien n'avait changé. Il venait manger à la maison ou prendre un verre chaque fois que nos filles jouaient ensemble. Au début, on discutait de choses et d'autres sans effleurer le sujet de sa nouvelle conquête, et je faisais semblant d'être complètement détachée de tout ça. Mais je souffrais terriblement.

Un jour d'octobre, en plein été des Indiens, j'ai remarqué en me baladant avec mon amie Anne-Marie que les rideaux chez mon beau voisin étaient encore fermés à midi et demi le samedi. J'ai fait le lien. Une voiture étrangère était stationnée devant sa porte et je me rappelais l'avoir déjà aperçue à quelques reprises, sans toutefois allumer sur l'identité du (ou de LA) propriétaire. Une grosse Jeep noire qui n'appartenait à aucun voisin, mais puisque ça ne ressemblait pas à une voiture de fille, je n'y avais pas trop porté attention. Je sais que je me répète, mais le mal de cœur m'a repris instantanément. Ça ne pouvait être qu'elle. Elle, la fille qui dormait avec lui, à MA place, dans son lit!

Je peux difficilement exprimer ici, en mots, l'intensité de la douleur qui m'a percé le ventre quand la connexion s'est faite entre mon cerveau et le centre de mon Être. J'aurais payé très cher n'importe quel chirurgien pour qu'il m'arrache ce mal qui me rongeait. J'aurais même couru à l'autre bout de la Terre chez un guérisseur philippin pour qu'il extirpe à mains nues cette boule de feu dans mon plexus. Parce que aucune drogue approuvée ici, et pas même illégale, ne pouvait me soulager. Dans les jours et les semaines qui ont suivi, ni les paroles rassurantes d'Anne-Marie, ni l'amour inconditionnel de mes enfants, ni les conseils bienveillants de mes sœurs ou de mes amis n'arrivaient à atténuer ma souffrance. Je ne trouvais aucun remède à ce cancer incurable de l'amour.

Je me rappelle même avoir demandé à Anne-Marie, dans un moment de désespoir quelques semaines plus tard, d'utiliser ses dons de médium et de me dire combien de temps il resterait avec cette fille. Elle a répondu, après avoir scruté la Jeep des yeux pendant quelques secondes:

— Quatre ans.

— Quoi? Quatre ans! Ben non, voyons donc! Quatre mois peut-être, mais pas quatre ans!

Je ne crois même pas aux prédictions, en plus. Aucun médium, même le meilleur au monde, ne peut faire de prédictions sans se tromper une fois sur quatre ou cinq, simplement parce qu'on est toujours le libre créateur de notre vie. Mais peu importe, c'est toujours insensé ce qu'on peut se forger comme scénarios réconfortants pour se sortir du gouffre quand on replonge dans notre blessure fondamentale. Parce que c'est de cela qu'il s'agit encore une fois. La grosse, l'énorme, l'insurmontable blessure première de l'abandon, que tous les humains portent à divers degrés. Mon monstre intérieur à deux têtes montrait les crocs une fois de plus, puisque je me sentais trahie par la Vie et abandonnée par l'homme que j'aimais... mais que j'avais néanmoins quitté parce que je savais qu'il n'était pas le compagnon de route idéal pour moi à ce moment-là. Gros paradoxe!

Je suis parfaitement consciente de quoi j'ai l'air lorsque je raconte cette histoire, alors imaginez quand j'étais dedans! Ma voisine de derrière s'est tellement moquée de moi cet automne-là, en répétant à qui voulait l'entendre à quel point j'étais «pathétique»! Je ne pouvais que lui donner raison et éclater de rire entre deux crises de larmes. Pathétique, c'était le bon terme. Je ne dormais plus, je ne mangeais plus, j'avais perdu cinq autres kilos pour finalement me retrouver... pas mal sexy, mais totalement en lambeaux!

Ma petite sœur Claude jugeait elle aussi que j'étais tout à fait ridicule. Il est intéressant de constater à quel point elle ne porte pas du tout les mêmes charges karmiques que moi, bien qu'elle ait vécu les mêmes événements traumatisants de notre enfance. Ce qui me fait revenir à la notion de base que tout est une question d'interprétation en fonction des thèmes karmiques liés à nos vies antérieures et qu'il nous reste à dissoudre. Pour moi, la mort tragique de notre père avait représenté un cas de haute trahison et a suscité colère et incompréhension, alors que Claude avait vécu une profonde tristesse qui a comprimé sa joie naturelle et modifié par conséquent la suite de son parcours. Nos réactions respectives dans le deuil reflètent d'ailleurs assez bien cette distinction. Moi, qui suis sans contredit la plus braillarde de la famille, je n'ai pas versé une larme à la mort de notre père, et ma petite sœur, qui est beaucoup plus forte, en a pleuré des torrents. Ma sœur aînée, Johanne, a aussi interprété les événements à sa façon, en inscrivant en elle une charge de responsabilité démesurée en fonction de son rang dans la famille et de sa personnalité. Les thèmes secondaires que nous avons en commun, liés directement au suicide paternel, sont l'abandon et la culpabilité. Mais nous les portons à différents degrés, chacune selon son expérience et les programmations de sa petite enfance.

Quand j'ai compris le rôle primordial que joue la famille biologique pour éveiller nos mémoires karmiques, quand j'ai accepté le fait que j'avais attiré à moi tous les membres de ma famille et toutes ces situations de vie pour me permettre de faire émerger les inscriptions de plusieurs vies passées, d'en prendre conscience et de les dissoudre, j'ai alors commencé à guérir. Mais cette guérison devait passer par la douleur, simplement parce que je résistais. Je suis de nature pas mal têtue et rebelle, deux aspects très représentatifs de mon ego... qui ne passait pas dans les cadres de portes, à une certaine époque !

L'auteur Eckhart Tolle cerne très bien les mécanismes de l'ego dans son livre *Nouvelle Terre* (Éditions Ariane). Mais entre le lire et mettre ses enseignements en pratique, il y a parfois un fossé immense à traverser. Alors il m'a fallu vivre plusieurs autres expériences douloureuses avant de commencer à comprendre et à intégrer le concept.

Selon les enseignements que j'ai reçus, notamment par l'entremise du canal d'Anne-Marie, l'ego représente les masques qu'on porte, la personnalité qu'on se construit au fil de notre parcours pour se protéger. Après chaque blessure d'enfance, on se crée instinctivement une nouvelle couche d'ego. Et puisque nous sommes tous des enfants blessés dans des corps d'adultes, notre ego se construit à partir des nombreuses couches de protection qu'on doit revêtir au fil du temps pour ne pas mourir. Ces traits de personnalité nous distinguent peut-être des autres, mais ils peuvent aussi nous blesser. Et nous sommes tous, à différents degrés, attachés à ces étiquettes qui nous définissent. J'étais pour ma part très fière de mon côté rebelle, parce qu'il reflétait l'image de quelqu'un qui ne suit pas les courants en vogue, et donc qui sort de la masse. Et je me sentais en sécurité d'être têtue, puisque je me croyais à l'abri des influences et des opinions divergeant des miennes.

Une mise en garde s'impose toutefois ici. L'ego n'est pas un ennemi à abattre, une bête noire qu'il faut absolument dominer pour aspirer à la maîtrise. Dans la troisième dimension, celle de la dualité, qui a pris fin avec l'ère du Verseau, l'ego faisait partie intégrante de l'être humain et lui servait pour ainsi dire de bouclier pour lui permettre de survivre aux nombreuses attaques. Toutefois, d'un point de vue spirituel, nous n'avons pas besoin de nous protéger, puisque dans notre âme, nous sommes tous des Êtres immortels, dont l'essence n'a ni début ni fin. L'énergie de la quatrième dimension, qui représente une nouvelle forme de conscience plus élargie, hors dualité et qui s'installera progressivement sur la Terre dans les années suivant 2012, va d'ailleurs faciliter l'intégration de ces notions.

Rappelez-vous, chaque situation difficile est comme un miroir pour qu'on «voie» ce qu'on a inscrit comme programmations autodestructrices à l'intérieur de soi, qu'on y prête attention et qu'on les guérisse. Quand on s'éveille et qu'on prend conscience de son pouvoir créateur, les couches de l'ego finissent par fondre comme neige au soleil pour faire place à l'essence de notre Être. Quand par exemple je fais ma tête de mule, un de mes traits de personnalité – hérité de mon père têtu et orgueilleux –, je peux certes défoncer des portes et faire avancer les choses. C'est le côté plus lumineux de cette attitude associée à l'ego. Mais quand je m'entête pour que ça marche à tout prix et à ma façon, je laisse alors émerger la partie la plus sombre de mon ego, celle qui me dessert à tout coup. L'ego en général est appelé à se dissoudre dans ce Nouveau Monde en construction, mais entre-temps, il peut encore servir si on en comprend les nuances et qu'on reste vigilant face à son côté destructeur.

Mais revenons à nos moutons. Je parlais de ma petite sœur Claude, qui n'en revenait pas de me voir brailler à temps plein pour une liaison de trois mois qui aurait dû être, à son avis, sans conséquences. J'avais beau lui expliquer que mon voisin n'avait en fait rien à voir avec l'ampleur de ma souffrance, que cette blessure avait porté des dizaines de prénoms depuis mon adolescence, que Philippe n'était qu'un acteur dans ma pièce de théâtre dramatique, elle n'en démordait pas:

— Te vois-tu l'allure? T'es défaite à cause d'une petite amourette d'été d'adolescente! T'es complètement folle! m'a-t-elle lancé au cours d'une promenade avec nos chiens, un week-end où je m'étais sauvée à Québec dans l'espoir d'y trouver un peu de réconfort, et surtout pour ne plus voir la Jeep noire dans ma rue pendant quelques jours.

Mais rien à faire, même à deux cent cinquante kilomètres de ma banlieue, tous les 4×4 de couleur noire attiraient mon attention et se transformaient en coup de poignard. C'était devenu obsessif. Claude avait raison, une vraie folle! N'allez surtout pas penser que ma sœur est une sans-cœur, bien au contraire. Mais puisqu'elle vit une relation amoureuse très stable et harmonieuse avec son mari depuis plus de vingt-cinq ans, en raison de thèmes karmiques différents des miens, elle n'arrivait pas à s'identifier à ma blessure... et tant mieux pour elle!

Depuis mon enfance, j'ai développé un côté obsessif qui m'assaille par périodes quand je me tape une petite (ou une grosse) chute karmique. La chute karmique, qui peut parfois nous mettre K.O., a toujours pour but de nous faire prendre conscience de nos blessures pour les soigner. J'ai bien cru que je finirais au tapis, cette fois-là encore. Tous les symptômes qui m'avaient anéantie l'année où j'avais souffert du syndrome de fatigue chronique étaient réapparus. Je me sentais étourdie, épuisée et impuissante devant tant d'émotions vives et indomptables.

Je me suis retrouvée dans le bureau d'un médecin à réclamer (en pleurant, bien sûr!) une prescription d'antidépresseurs et une autre de somnifères, juste pour survivre au mois de novembre. Au cours de mon année de maladie, en 1996, un spécialiste m'avait prescrit du Prozac, un médicament qui agit aussi sur la fatigue, m'avait-on assuré à l'époque. Je savais que ça pouvait me tenir la tête hors de l'eau le temps que la tempête se calme.

Le plus triste est que j'aurais dû être parfaitement heureuse. Ce mois de novembre 2007 était chargé d'événements joyeux pour moi. On lançait, le médium Pierre Lessard et moi, notre premier livre de grands enseignements spirituels *Le Maître en soi* et nous participions au Salon du livre de Montréal après une présence fort remarquée à l'émission d'affaires publiques de Denis Lévesque, à LCN, pour en expliquer les grandes lignes. Bref, j'aurais dû être aux oiseaux. Au lieu de cela, j'étais en état de survie. J'ai tout de même réussi à rassembler mes énergies pour assister au lancement que Pierre avait organisé et y prononcer un petit discours enthousiaste. Rien n'y paraissait. Je suis une animatrice, après tout, alors donnez-moi un micro et mes symptômes disparaissent!

Le samedi matin, pendant la fin de semaine du Salon du livre, mon corps a craqué. Je me suis effondrée sur le sol dans mon bureau après qu'une douleur insoutenable au bas du dos m'eut foudroyée au moment où je ramassais mes affaires pour partir. Anne-Marie est arrivée en sauveuse (encore!) pour me conduire à la Place Bonaventure et me tenir le bras, au cas où... Je me souviens combien cette séance de signature d'une petite heure m'a paru une éternité. Des dizaines de personnes s'étaient déplacées pour venir nous voir et faire la connaissance de Pierre, qui rencontrait pour la première fois le grand public. Un couple était même venu de Rimouski juste pour s'entretenir quelques instants avec le *channel* en lui. Cela avait beau être un moment béni, je n'arrivais pas à l'apprécier. Un gros nuage de peine et de douleur assombrissait tout mon ciel. Je me sentais étourdie et ma vision était embrouillée, me voilant ainsi les magnifiques rayons de soleil qu'étaient tous ces gens venus nous exprimer leur gratitude et leur confiance.

Je n'ai finalement eu recours aux médicaments pour dormir que pendant près d'un mois, sans jamais prendre les antidépresseurs. Je me doutais bien que j'allais finir par voir la lumière poindre à l'horizon. Mais il me restait encore quelques gros nœuds karmiques à passer...

CHAPITRE 9

Mon « chien maître »

Mon chien, Spike, m'a servi de passeport pour la liberté. Je l'ai adopté à la SPA (Société protectrice des animaux) en novembre 2005, six mois avant de me séparer du père de mes enfants, en me disant qu'il me protégerait la nuit quand je me retrouverais seule, une semaine sur deux. Les gens qui me connaissent peu ont de la difficulté à imaginer que je puisse être peureuse, mais cela a longtemps été un fait indéniable dans ma vie, bien qu'il tende à s'estomper avec le temps. Or, pour envisager de partir de la maison familiale, il me fallait un peu de courage, et il est venu de mon chien.

Ç'a été une rencontre comme dans les films. Il était dans sa cage comme une vingtaine de chiens tous plus mignons les uns que les autres... et je l'ai reconnu ! Je sais, ça fait vieille hippie fleur bleue qui en a fumé du bon, mais je vous jure que je l'ai reconnu. Il était là, assis gentiment, le seul à me regarder sans japper et pourtant prêt comme un soldat à bondir à mon premier commandement. Je visitais la SPA de Québec, ce matin-là de novembre 2005, parce que ma petite sœur avait perdu son vieux boxer qui bavait partout deux jours plus tôt et ne pouvait imaginer vivre plus de quarante-huit heures sans molosse. Une irréductible du trouble en option! On est finalement ressorties de là avec deux chiens, elle avec sa petite Maya de quatre mois (qui est devenue énorme!), et moi avec mon beau Spike d'un an, au grand désespoir de Guy, qui avait l'impression très juste de s'être encore fait avoir!

Cette fois, le subterfuge que j'avais utilisé – parce que je lui avais déjà fait le coup avec un bébé schnauzer huit ans auparavant – était particulièrement perfide, je l'admets. J'avais demandé à ma fille d'appeler son père et de le convaincre d'adopter un chien. Pris au piège entre un sentiment de trahison de ma part et la culpabilité de passer assurément pour un père indigne en refusant ce bonheur à sa fille, il avait fini par céder. Je crois qu'il ne me l'a jamais pardonné, mais j'avais un grand plan (celui de me séparer, rappelez-vous), ce dont il n'était pas au courant et ce que je n'avais pas envie de lui annoncer avant quelques mois encore. Or, la fin justifiant ici parfaitement les moyens, je suis revenue à Montréal avec mon chien!

*
**

Avant d'espérer entrevoir la lumière au bout du tunnel, en ce mois de novembre 2007, deux ans après l'acquisition de Spike, j'avais encore quelques soubresauts émotionnels à traverser, dont un pendant lequel je serais soutenue par mon fidèle compagnon à quatre pattes. Depuis quelques semaines, il avait beaucoup de difficulté à respirer, tellement que je dormais avec des bouchons pour ne pas l'entendre pousser péniblement son dernier soupir, si cela devait se produire la nuit. Je me disais que mieux valait dormir et le trouver raide mort au petit matin que de passer la nuit à le veiller pour en arriver au même résultat de toute façon. Vous trouvez ma capacité de détachement épouvantable ? Mes enfants aussi... Entendons-nous bien, j'adore mon chien. Mais je n'avais pas à cette époque (et je ne les ai toujours pas) les moyens d'avoir un chien malade. Mais sous la pression des enfants, je l'ai finalement emmené chez le vétérinaire, qui n'a rien eu d'autre à me dire que ce que je soupçonnais :

— Spike doit avoir un kyste dans une narine, mais il va falloir lui faire une endoscopie à 1 200 dollars pour le savoir et l'opérer ensuite, pour la modique somme de quelques milliers de dollars supplémentaires, c'est selon...

Pour faire taire mes deux petits amours qui gémissaient constamment en voyant leur chien râler jour et nuit, j'ai pris rendez-vous au Centre hospitalier universitaire vétérinaire de Saint-Hyacinthe, là où on forme les vétérinaires, en espérant que ça me coûterait un peu moins cher.

Spike avait un drôle de symptôme associé à sa difficulté respiratoire. Des bulles se formaient à la sortie de ses narines, comme s'il avait avalé une distributrice de savon, ma foi, intarissable ! À chaque expiration, deux grosses bulles se gonflaient au fur et à mesure qu'il laissait sortir son souffle, pour ensuite se rétracter à l'inspiration. Une vraie scène de film de Disney, effets spéciaux compris.

Le matin du départ pour la clinique vétérinaire, j'ai reçu «par hasard» un appel de mon amie Danielle, une médium guérisseuse. J'en ai bien sûr profité pour lui raconter ma mésaventure avec mon chien avant qu'elle me dise:

— Je savais que je ne devais pas prendre de rendez-vous cet après-midi. J'ai guéri ma chienne d'une masse au ventre avec le reiki, on peut l'essayer sur ton chien si tu veux. Viens, je t'attends.

Je n'ai fait ni une ni deux, j'ai annulé mon rendez-vous avec les futurs vétérinaires et j'ai emmené Spike voir ma chum, à une heure et demie de voiture, pour son traitement en énergie... N'importe quoi! Je me disais dans l'auto, en montant dans le Nord, que je devais être virée folle avec toutes ces histoires de peines d'amour à perpétuité, mais quelque chose à l'intérieur de moi, sans doute cette fameuse petite voix, me disait que j'allais y trouver un certain réconfort et des réponses à mes nombreuses questions.

En arrivant chez Danielle, mon chien s'est assis calmement à ses pieds. Elle a aussitôt posé sa main sur son museau, a fermé les yeux et a pris une grande inspiration avant de se prononcer:

— Qu'est-ce que tu ne peux plus sentir dans ta vie que ton chien a pris sur son nez?

Je ne m'attendais tellement pas à cette question que j'ai fondu en larmes.

— La Jeep noire!

Danielle a mis cinq minutes pour terminer le traitement de mon chien et une heure pour le mien!

— Les guides me disent que ton chien prend tes émotions sur lui et que sa façon de les évacuer passe par son museau. Il ne souffre pas, bien que ce soit plutôt inconfortable par moments. Il devrait aller mieux d'ici quelques jours et être complètement guéri dans trois semaines. Maintenant, je vais faire un travail énergétique sur toi, parce que tu es beaucoup plus souffrante que lui !

J'ai regardé mon chien dans les yeux avec une gratitude sans précédent. Évidemment, ça semble tout droit sorti d'un roman de science-fiction, raconté comme ça. Bien sûr que j'avais mes doutes, à ce moment-là, mais je ne pouvais m'empêcher de voir la justesse des propos de mon amie derrière tous mes préjugés et mon côté saint Thomas à mes heures. De toute façon, j'allais en avoir le cœur net quelques jours plus tard, et puisque je vivais déjà ma vie comme un personnage de science-fiction à temps plein depuis quelques années, pourquoi ne pas en ajouter quelques lignes.

Sur la table de reiki, je me suis complètement abandonnée. J'ai pleuré toutes les larmes de mon corps, de tous mes corps en fait, et de toutes mes peines accumulées de trahison, d'abandon et de je ne sais quelles autres blessures que je traîne de vie en vie depuis des millénaires. Quand j'ai eu terminé de déverser ce trop-plein d'amour (parce que les larmes sont en fait un débordement du réservoir d'amour que nous sommes et que nous portons en notre cœur solaire, mais qui n'est pas exprimé totalement), je me suis assoupie...

— Je vois que tu vas rencontrer un autre homme, a lancé Danielle sans préavis vers la fin du traitement, me sortant tout à coup de mon état somnolent. Il est déjà dans ton aura. On me dit même que tu le connais, que tu as fait ou que tu feras une entrevue avec lui.

— Toi aussi ? Tu es la deuxième à me prédire que je vais avoir une relation avec un autre homme que je connais déjà. Attends, c'est peut-être Guy

Corneau... Je l'ai interviewé dernièrement et il est célibataire, ai-je rétorqué en riant. Ah non, quand même. Du haut de mes cinq pieds et dix pouces et de mes cent quarante livres, je l'écraserais, pauvre homme!

N'empêche que j'ai passé tout le trajet du retour à me demander qui était ce bel inconnu... connu.

Les enfants sont arrivés à la maison le lendemain et ont crié après moi tout le week-end parce que leur chien respirait encore plus difficilement que jamais. Les bulles qui se formaient à l'expiration avaient même commencé à se multiplier pour former un bouquet à la sortie des narines de mon pauvre chien! Imperturbable devant ce phénomène pour le moins troublant, je m'entends encore leur répondre sur le ton de Mary Poppins, qui, elle, sait que la magie existe:

— Tout va bien, mes amours, je suis allée voir une guérisseuse de chien avec Spike, et soyez rassurés, il devrait aller mieux dans quelques jours.

Mais je n'y croyais pas vraiment.

Le mardi matin suivant, en ouvrant les yeux, j'ai constaté que je n'entendais plus mon chien respirer. J'ai bondi hors du lit, de peur de le découvrir affaissé sur le plancher, raide mort. Je l'ai plutôt retrouvé endormi sur le divan, comme à son habitude, mais le museau entièrement dégagé de ses bulles d'émotions. De mes émotions.

Trois semaines plus tard, il était guéri, comme promis!

Mais pas moi. Pas encore.

CHAPITRE 10

Les ponts de lumière

Novembre, le mois des morts. C'était, en 2007, l'expression que j'utilisais toujours pour désigner cette période de l'année déprimante, voire morbide, où on manque tous désespérément de lumière et de chaleur. Certes, j'avais déjà intégré à cette époque la notion que la mort n'existe pas. Elle n'est que transformation, changement de forme, une nouvelle naissance. Pourtant, je n'ai commencé que cet automnelà à associer vraiment le mois de novembre à une renaissance... mais ô combien douloureuse! Je constatais à mes dépens qu'on meurt un peu tous les jours, notamment en abandonnant d'anciens schèmes de vie pour en adopter de nouveaux plus appropriés. Comme la chenille meurt à sa forme première pour se faire papillon. Novembre représente donc pour moi le temps que la chenille passe dans son cocon. Et chaque mois de novembre, depuis plusieurs années, je meurs un peu plus en renonçant à une partie de mon petit «je» qui n'a plus sa raison d'être, pour renaître plus légère et plus élevée, plus près de mon Moi supérieur, mon «Je suis» véritable, si on veut. En ce sens, novembre 2007 a été un de mes plus gros mois de transmutation en carrière !

Durant cette période, mon amie Anne-Marie écrivait tous les jours dans son cahier des messages inspirés et de plus en plus précis. Ces enseignements précieux nous ont apporté, et nous apportent encore, un regard très lucide – au deuxième niveau – sur le sens des événements. Comme si les guides se trouvaient physiquement au-dessus de nous et nous observaient vivre avec une perspective globale et multidimensionnelle.

Plus le temps avance, mieux on comprend toutes les deux qui sont ces énergies supérieures qu'elle canalise, même si on accepte le fait qu'il y aura toujours une part de mystère et d'incompréhension face à ce phénomène de canalisation. En fait, en fonction des besoins du moment, mon amie peut servir de canal pour des guides de la cinquième dimension, qui est une sorte de carrefour donnant accès notamment aux énergies des Maîtres ascensionnés comme Saint-Germain et d'autres vibrations. Mais la plupart du temps, Anne-Marie canalise des guides de la septième dimension qui se nomment eux-mêmes nos frères et nos sœurs des étoiles. Ce collectif non individualisé nous a expliqué par la suite qu'il représente des guides pour les éclaireurs de cette planète, qui se comptent par millions.

Je ne veux pas entrer dans ces notions plus en profondeur, parce que je n'en saisis pas toutes les nuances moi-même. Mais disons que selon ce que j'en comprends, il existerait dans l'Univers autant de dimensions qu'on peut en imaginer, même si les scientifiques de la physique moderne n'en ont trouvé que onze par la théorie des cordes, qui est par ailleurs encore controversée. Cette théorie démontre de façon mathématique l'existence de plusieurs dimensions invisibles à nos yeux, mais dans lesquelles il y aurait de la matière telle que nous la connaissons ici, en troisième dimension. On ne peut toutefois pas la voir parce qu'elle vibre à un taux vibratoire beaucoup plus élevé. Pour expliquer ce phénomène, l'image qui s'en rapproche le plus dans notre monde de perceptions est celle des hélices d'un moteur d'avion qu'on ne voit plus lorsqu'elles tournent à plein régime. Elles sont toujours là mais deviennent imperceptibles à notre œil. Imaginons que des Êtres d'une conscience supérieure puissent évoluer dans la cinquième dimension, par exemple, ils pourraient donc être présents parmi nous, avec leurs objets bien réels, puisque ces dimensions supérieures incluent la nôtre. Mais nous passons au travers sans nous en rendre compte, leur matière étant invisible dans notre réalité. Cette théorie est d'ailleurs à la base du film *What the Bleep Do We Know*, qui a connu un succès impressionnant dans le marché du DVD.

Au début, Anne-Marie et moi ne comprenions pas bien la nature de ces énergies et comment tout cela fonctionne. Même si ces notions allaient se préciser un peu avec le temps, nous en reconnaissions déjà la justesse implacable. Mais pour les besoins de mon histoire de guérison, ce qui compte ici est que ces textes des autres dimensions m'ont apporté un éclairage inestimable sur ma blessure fondamentale et m'ont permis de ne pas basculer dans la dépression ou la folie. Parce que dans ces moments de profonde détresse, on se rend compte à quel point la ligne est mince entre l'équilibre et la folie, et on s'y sent comme un funambule sur son fil, qui lutterait pour ne pas basculer dans le vide.

Étant dans cet état de mal-être généralisé, j'en ai profité pour faire pratiquer Anne-Marie en lui posant régulièrement des questions sur ma situation amoureuse. Chaque fois, elle prenait le temps de se mettre en état de réception et d'y répondre par écriture automatique. En fait, je cherchais avec acharnement à comprendre d'où me venait cette douleur vive au plexus solaire et pourquoi elle perdurait, alors qu'en apparence ma peine d'amour aurait dû être anodine et se guérir en quelques jours.

Je vous passe les détails de ces soirs de grande turbulence émotionnelle durant lesquels je faisais un détour volontaire par la ruelle avec mon chien dans le seul but d'apercevoir quelques secondes mon beau Philippe à travers la fenêtre de sa cuisine, la seule qui me permettait encore de l'admirer dans toute sa grâce, puisqu'il se barricadait derrière des stores opaques depuis qu'il avait une nouvelle amante. Je vous passe aussi les moments pathétiques de toutes ces soirées passées seule à argumenter avec lui dans ma tête pour lui expliquer « qu'on s'est sûrement trompés, qu'on aurait dû aller au bout de notre histoire au lieu d'y mettre un terme de façon aussi abrupte, que je n'ai pas eu le temps de me rassasier de lui, que ceci, que cela… »

Mon seul réconfort me venait de ces messages canalisés par Anne-Marie, qui non seulement mettaient un baume sur mon cœur, mais apaisaient temporairement mon mental hyperactif et obsessif à force de ne pas comprendre ce qui m'arrivait et de vouloir refaire l'histoire de ma vie à partir du mois d'août pour me débarrasser de cette « fille gênante » apparue dans le paysage. Un soir où je n'allais vraiment pas bien, j'ai posé une question, comme une adolescente hystérique le ferait avec sa meilleure amie en interrogeant le tarot pour savoir quand le garçon convoité laisserait enfin sa petite amie pour mieux lui tomber dans les bras. Je devais m'imaginer qu'en confirmant le nouveau « statut matrimonial » de Philippe, je pourrais passer à autre chose. En clair, je voulais savoir si cette fille était officiellement devenue sa blonde ou si ce n'était qu'une aventure de passage, et si j'avais encore des chances de récupérer mon amant. Je sais, c'est complètement immature, totalement cinglé et un brin machiavélique, mais c'était l'état d'esprit lamentable dans lequel je me trouvais à ce moment-là. La réponse à ma question n'avait rien d'intéressant en soi, c'est la conclusion du message qui m'a fourni un enseignement précieux qu'il m'a fallu quelques années à comprendre dans toutes ses nuances. En voici un extrait :

∞ *Cette femme est déjà la compagne dans l'intimité de l'Être Philippe, qui expérimente à l'intérieur de cette relation relâchement, transition, simplicité...* ∞

J'élague ici volontairement le texte par respect pour la vie privée de mon voisin et de sa compagne – fort gentille par ailleurs, j'ai bien été forcée de l'admettre plus tard –, coupant les passages où les guides m'expliquaient ce qu'il avait besoin de vivre avec elle après des années de vie familiale astreignante. Comme elle le devient pour tous les parents de jeunes enfants. J'ai alors été étonnée par la précision de leurs révélations, qui se sont toutes avérées dans les mois qui ont suivi. Cela dit, c'est sur le plan énergétique que l'enseignement le plus précieux m'a été transmis. Les guides m'expliquaient qu'une relation intime entre Philippe et moi était toujours possible parce que :

∞ *Nous percevons encore chez les deux personnalités un réseau lumineux liant les chakras de la base, du hara et du troisième œil. Il demeure ainsi des possibilités d'union en raison de ces ponts unissant les systèmes énergétiques mentionnés. Nous réitérons qu'une rencontre dans l'intimité demeure une possibilité, puisque les lumières sont encore très présentes, surtout par ces trois liens bien visibles de nos régions d'observation...* ∞

Ce texte mérite une petite explication. J'ai commencé à comprendre ce jour-là que l'attraction inexplicable entre mon voisin et moi, si on se base uniquement sur nos personnalités et intérêts différents, trouvait en fait tout son sens dans les liens énergétiques, non perceptibles aux yeux humains, mais parfaitement visibles pour des guides en observation depuis une autre dimension. C'est complètement *flyé*, dites-vous, hein ? Moi aussi, c'est ce que je me disais sur le coup, mais l'expérience m'a enseigné par la suite que toute cette « science-fiction » devient réalité quand on change de lunettes et qu'on commence à observer la Vie à partir de niveaux supérieurs. Ainsi, les liens qui nous unissaient à l'automne 2007 passaient par le hara, le centre de la création, mais aussi de la procréation, le siège énergétique de la sexualité.

C'est donc de là que provenait l'attirance magnétique qu'on éprouvait l'un envers l'autre. Il y avait aussi le troisième œil, qui m'expliquait comment je communiquais constamment avec Philippe par télépathie, par les rêves également, et même au cours de voyages astraux. Je n'avais jamais rencontré quelqu'un avec qui je vivais une telle connexion dans l'énergie. Le troisième œil est le centre énergétique des perceptions et des intuitions. C'est le chakra qui permet notamment aux clairvoyants de voir sur leur écran mental ce qui va se produire dans le futur ou ce qui s'est déroulé dans le passé, mais dans mon cas, moi qui ne vois rien du tout, pas même les boubous de poussière qui roulent dans ma maison (!), ça passe par la télépathie et la perception d'énergies plus subtiles. Si bien que je peux, encore aujourd'hui, être assise dans mon salon à méditer et ouvrir les yeux une fraction de seconde pour apercevoir mon voisin passer sur la rue en voiture, alors que je ne pense pas du tout à lui et que je n'entends pas le bruit du moteur. Quant au chakra de la base, il est le centre lié à l'incarnation, à notre connexion avec la Terre mère, mais aussi le chakra des bâtisseurs, qui nous permet à tous de concrétiser nos projets, de les faire passer de l'état d'inspiration à une réalisation concrète dans la matière. Ce lien avec mon voisin semblait vouloir nous unir dans un projet commun sur cette Terre, mais je ne savais pas encore lequel…

Quoi qu'il en soit, cette petite phrase m'a permis de constater que j'étais liée à Philippe par de puissants liens énergétiques et, ceci expliquant cela, il y avait toujours entre nous une forme d'attirance et de communication dans l'invisible.

« Parfait, me suis-je dit après avoir pleuré (encore) toutes les larmes de mon corps en me tenant le ventre à deux mains, maintenant c'est clair, il a une blonde, je peux passer à autre chose… »

*
**

Quelques jours après le lancement du *Maître en soi*, alors que mon énergie ne cessait de décliner et que je ressentais à nouveau des symptômes de la fatigue chronique, j'ai eu si peur de retomber malade que j'ai demandé à Anne-Marie de répondre à une question sur ma santé. Voici en essence la réponse, toujours aussi étonnante, des guides :

∞ *Certes, nous percevons chez l'Être France que les systèmes énergétiques éprouvent certaines difficultés, ce qui amène un déséquilibre de ses véhicules émotionnel et corporel. France est aux prises avec une dualité. Alors qu'un aspect de son Être s'est propulsé dans son mandat d'incarnation dans l'intention consciente d'emprunter le sentier initiatique menant à la reconnaissance du Maître réalisé en elle, son Âme choisit de se libérer des illusions et des mémoires qui l'entravent. Toutefois, la personnalité s'attache à l'illusion qu'il faut, pour être heureux, avoir dans son environnement immédiat une Âme d'accompagnement pour expérimenter les élans du cœur. Dans la présente expérience, l'objet du désir se projette dans l'Être voisin, puisqu'il inspire une forte attraction chez France. Il représente donc un canal à l'intérieur duquel pourrait se déployer l'amour, contribuant ainsi à un soulagement de son cœur et de son corps en souffrance. Cela étant, qui dit forte attraction dit aussi fortes frictions, n'est-il pas ?*

Il ne faut point oublier que l'Être voisin est une âme sœur. Ensemble, ces deux individualités expérimentent ce qui convient le mieux à leurs Âmes respectives. Vous nous voyez venir, n'est-il pas ? Comme l'Être France a choisi l'éveil et la maîtrise, comme elle a choisi de se libérer des illusions, des peurs et des blessures qui obstruent son canal, il faut une expérimentation à l'intérieur de laquelle les frictions soient assez puissantes pour provoquer l'onde de choc nécessaire à la réussite d'un tel projet. Ainsi, l'Être voisin, une âme sœur depuis maintes incarnations, a choisi par amour inconditionnel le rôle qui pouvait le mieux servir l'Âme de sa compagne France. Comprenez que l'accompagnement circule dans les deux sens, puisque l'Être Philippe aura également l'occasion d'accéder à une ouverture de conscience et à un éveil de ses canaux lumineux énergétiques par le fait de côtoyer France, et ainsi, dans d'autres aspects de son Être, de profiter de l'élan de propulsion de sa partenaire.

Voyez ici une collaboration parfaite entre deux cellules individualisées qui peuvent expérimenter le plan de la matière dans un amour inconditionnel plus réel que celui qui pourrait satisfaire les attentes de l'ego dans un duo amoureux. La préférence de l'Être voisin pour une autre compagne semble ainsi servir un plus grand dessein. La difficulté pour France réside dans ce que nous transmettions lorsque nous évoquions les ponts lumineux reliant ces deux Êtres, soit les centres énergétiques de la base, du hara et du troisième œil. Par ces ponts, France perçoit le lien dans sa personnalité avec l'Être voisin et éprouve une certaine résistance à laisser aller. Cela sera temporaire, puisque le chemin initiatique qui mène France vers la reconnaissance de son Être inscrira dans son véhicule corporel l'empreinte des véritables sentiments éprouvés par le compagnon voisin, et alors les sensations ne seront plus celles de la blessure, mais bien celles de l'Âme dans sa plénitude et dans la pureté de la joie.

Pour en revenir aux douleurs dans le corps émotionnel et dans le véhicule corporel, voyez en ces symptômes la manifestation concrète du travail initiatique, qui offre non pas une perspective de maladie, mais bien de guérison. Ne vous fiez pas aux apparences, chère Âme. Ce n'est pas l'Être qui souffre, mais la personnalité (ego), qui résiste encore à la transformation et qui demande d'être accueillie et entendue. Cela durera encore un moment, le temps d'intégration et de transformation du champ de conscience de France. Toutefois, le fruit n'en sera que plus savoureux, puisqu'elle sera bientôt en sa véritable demeure, accédant aux sensations tant recherchées, alors que la coupure au centre du corps (plexus) se sera dissoute dans le feu de l'expérience vécue. Voyez ainsi les brûlures du corps comme une fournaise qui s'offre à vous pour consumer les vieilles programmations et ses empreintes des expériences douloureuses du passé. Lorsque cela sera fait, France pourra expérimenter l'énergie kundalinique sans avoir besoin de l'illusion qu'il faut un élément extérieur pour qu'elle puisse se déployer. ∞

Puis les guides s'adressent directement à moi.

∞ *Chère France, Âme bien aimée de vos frères et sœurs des étoiles, sachez que nous vous accompagnons en cette période, tout comme nous vous avons accompagnée depuis les débuts de cette présente incarnation. Vous avez la capacité de venir à notre rencontre sans avoir à utiliser l'outil de votre sœur Myriam Marie* [c'est le nom d'Âme que les guides donnent à Anne-Marie]. *Vous avez permis, dans les dernières années, par l'ouverture de votre canal de lumière, une communication avec les multiples plans qui n'a plus besoin d'une source extérieure. Les réponses qui vous parviendront seront assurément une occasion d'apprentissage et de guérison. Vous y êtes, chère Âme, ouvrez votre canal et venez à notre rencontre, nous vous attendons dans le silence de votre demeure. Nous vous aimons.* ∞

Ouf! On prend une grande respiration et je vous explique...

CHAPITRE 11

De l'incompréhension à l'intégration

« C'est bien beau tout ça, très poétique, mais c'est pas du tout ce que je veux entendre ! Et puis je suis pas sûre de tout comprendre », me suis-je entendue rouspéter après la lecture de ce texte.

J'ai lu, relu et relu encore plusieurs fois le message pour être certaine que, si mon intellect ne saisissait pas tout, cette connaissance subtile ferait son chemin à l'intérieur de moi et que je finirais par l'assimiler, du moins à un niveau cellulaire. Même si je n'en saisissais pas toutes les subtilités, j'avais reconnu « vibratoirement », en le lisant dès la première fois, toute la justesse de son contenu. On appelle ces consciences supérieures des autres dimensions des « énergies subtiles », justement parce qu'elles sont subtiles !

L'information transmise de l'au-delà est toujours toute en finesse et en subtilité. Et il faut un certain temps à notre psyché de troisième dimension pour la décoder et l'intégrer. Avec le recul toutefois, je m'émerveille devant la grande sagesse de ce message et je peux mieux l'interpréter, puisque trois années se sont écoulées depuis. La blessure est guérie et cicatrisée, et j'en comprends les subtilités parce que j'en ai fait l'expérience. Einstein disait d'ailleurs: «La connaissance s'acquiert par l'expérience, tout le reste n'est que de l'information.» Alors voici mon interprétation de ce texte. Les guides me parlent d'abord du fait que je vis une dualité parce que j'ai fait le choix d'emprunter le chemin initiatique de la maîtrise et que je dois, par le fait même, me libérer de l'illusion et de mes mémoires karmiques. Vrai. Toutefois, si j'ai choisi consciemment de me diriger vers la maîtrise, je n'avais certes pas fait le choix conscient de souffrir au détour pour y parvenir! C'est ce que veut dire ici le mot «dualité». Dans la troisième dimension, celle de la dualité, tout se trouve en opposition. C'est la dimension du bien et du mal, du chaud et du froid, de la gauche et de la droite, du jour et de la nuit, de l'ombre et de la lumière... Bref, c'est l'espace-temps où tout s'oppose. Cette dualité, qui n'est qu'illusion, rappelons-le, se trouve logée au centre du corps humain, dans le plexus solaire, là où ça fait mal! Si j'avais su...

Je dis cela avec ironie, évidemment, puisque même si je n'étais pas consciente de la douleur qui s'ensuivrait en réveillant mes vieilles blessures, j'étais déjà en 2007 complètement engagée à devenir un Maître, c'est-à-dire à vivre dans la joie du matin au soir et du soir au matin en tant qu'être humain pleinement réalisé et sans besoin de compensation, ainsi qu'on le décrit dans le livre *Le Maître en soi*.

Si mon choix s'était fait consciemment, le processus d'ascension vers la maîtrise, lui, m'était parfaitement inconnu. Je ne savais nullement dans quoi je m'embarquais en prenant cette voie. Le Maître Saint-Germain m'avait pourtant prévenue une année plus tôt en me transmettant le message que je me dirigeais *«assurément vers le soleil, mais après avoir auparavant traversé les méandres de mon Être»*. C'était sa façon gentille de me préparer au pire, je présume, en ajoutant une précision pour que je comprenne bien sa métaphore : *«Comme un explorateur qui choisirait de creuser la nuit jusqu'au centre de la Terre et d'en ressortir de l'autre côté pour voir apparaître le soleil, au lieu de prendre le chemin facile, c'est-à-dire attendre qu'il se lève au petit matin.»* Mais je suis bien faite (ou mal, c'est selon), j'avais préféré à ce moment-là me mettre la tête dans le sable et ne pas porter attention à cette mise en garde, ce qui a fait en sorte que je ne m'y étais nullement préparée. Ayoye !

Le «mandat d'incarnation», dans mon cas, veut dire que j'avais accepté de jouer mon rôle d'enseignante éclaireure, en partie du moins, par les livres que j'écrivais et les conférences que je commençais à donner dans le réseau des bibliothèques du Québec. Je n'ai pas trouvé ce terme toute seule. Le Maître Saint-Germain me l'avait également transmis lors d'une de nos séances de travail. Si je comprenais sommairement le mot «éclaireur» et le mandat qu'il exigeait, cela allait grandement se préciser avec le temps.

Attention, je ne suis pas une élue, loin de là. Je répète qu'il y a des millions d'éclaireurs sur cette planète, surtout des enseignants appelés à transmettre une connaissance spirituelle sur l'élévation de la conscience, ou des guérisseurs, c'est-à-dire des gens qui se consacrent à soigner les autres en stimulant leur autoguérison, contribuant ainsi à l'accélération du processus d'ascension vers cette nouvelle conscience.

La fameuse année 2012 n'est au fond que le point charnière de cette bascule de conscience visant à propulser l'humanité vers la quatrième dimension, un espace de non-dualité, donc de non-souffrance, situé au niveau du chakra du cœur. Il m'a fallu des années pour comprendre que l'ascension n'a rien à voir avec l'image qu'on s'en fait. Pour moi, le terme ascension référait aux images bibliques du genre Jésus qui s'élève dans le ciel après sa résurrection alors que ses disciples veulent le retenir au sol en tirant sur sa tunique ! La réalité est beaucoup plus simple et accessible.

L'ascension est en fait une élévation de la conscience humaine qui passe du chakra du plexus solaire à celui du cœur. Le plexus étant le centre des émotions, c'est aussi dans cet espace énergétique que se trouvent les charges émotionnelles karmiques qu'on est tous invités à dissoudre. Tant qu'on se pose en victime de la Vie et qu'on entretient des sentiments de colère, de haine, de ressentiment et autres émotions lourdes liées au karma, on ne peut «ascensionner au cœur». Or, si je porte la trahison de façon aussi intense dans cette vie, cela me donne à croire que j'ai dû être un fichu traître dans une vie antérieure. Mais faut-il se culpabiliser d'avoir été un truand dans une autre incarnation ? Bien sûr que non.

La guérison de ces charges karmiques passe justement par la compréhension que ce qu'on a fait dans l'inconscience peut se dissoudre instantanément quand on entre dans la conscience du cœur, qu'on crée dans l'amour inconditionnel de Tout ce qui Est. Le chakra du cœur est celui de la cocréation avec l'Univers. On le nomme aussi cœur solaire en référence au Soleil, la lumière qui représente dans notre système planétaire la Source, ou Dieu, selon le nom qu'on préfère lui donner. Il est le siège de l'Amour inconditionnel et de la joie pure.

Mais combien de temps prendra cette nouvelle conscience à s'installer sur la planète pour nous mener vers la création d'un Nouveau Monde? Cela dépend de chacun de nous et de notre engagement individuel à guérir nos blessures pour redevenir les créateurs de nos vies dans la conscience pure. Et c'est précisément l'essence du texte canalisé par mon amie. Or, d'après ce message, il semble que ma personnalité (mon ego, toujours mon ego!) entretenait l'illusion qu'il me fallait un partenaire de vie pour atteindre ce niveau de maîtrise tant convoité, et j'avais jeté mon dévolu sur Philippe, même si je savais que nous ne pouvions vivre à ce moment-là l'idéal amoureux que je portais et que je porte toujours.

Il est important de faire ici la nuance entre l'idéal amoureux et l'amour sous une forme de dépendance affective. Je suis habitée depuis ma tendre enfance par un idéal de relation, tout comme des millions, voire des milliards d'autres personnes, et je sais que je suis appelée à le vivre dans cette vie-ci. Cela dit, j'allais comprendre plus tard que l'amour idéal est indépendant de la maîtrise, bien qu'interrelié. Je veux dire par là que manifester l'idéal amoureux dans une vie ou dans une autre contribue à nous propulser au niveau des Maîtres et devient par le fait même essentiel sur le chemin de l'Ascension. Or, à l'automne 2007, je ne nageais absolument pas dans l'idéal, mais bien dans la grosse dépendance affective.

∞ Il ne faut point oublier que l'Être voisin est une âme sœur. ∞

J'avais oublié de le dire. Eh oui, Philippe est une de mes âmes sœurs, les guides me l'avaient déjà mentionné dans une communication précédente. Mais rappelons qu'il faut absolument déboulonner ici le mythe tenace voulant qu'il n'existe qu'une seule âme sœur avec qui on puisse vivre l'idéal amoureux. Il y en a des centaines, peut-être des milliers, voire des centaines de milliers! Ça fait beaucoup de monde de qui tomber amoureux, n'est-ce pas? Et si on considère que, ultimement, on vient tous de la même Source, on peut conclure que l'ensemble des êtres humains sur cette planète sont des âmes sœurs.

Pour bien comprendre la suite du texte, il est capital de saisir que des âmes sœurs sont constamment placées sur notre route pour nous propulser en avant, souvent avec friction et douleur, lorsque toutes nos blessures karmiques ne sont pas guéries. Pourquoi? Parce qu'une âme sœur ne vous laissera jamais rater votre vie en paix! Elle reconnaît parfaitement qui vous êtes dans votre essence, dans vos dons et vos talents, sans nécessairement pouvoir le nommer, et elle vous pousse dans vos derniers retranchements jusqu'à ce que vous vous reconnaissiez. Voilà pourquoi les relations de couple avec une âme sœur dans la troisième dimension se terminent souvent en séparation houleuse.

Pour moi, le plus déstabilisant, dans le message canalisé par Anne-Marie, se trouve dans cette petite phrase: *∞ Alors, l'Être voisin, âme sœur depuis maintes incarnations, par amour inconditionnel a choisi le rôle qui pouvait le mieux servir sa compagne. ∞*

Il semble donc que nos Âmes aient fait une sorte de pacte, à un niveau supérieur de conscience, provoquant chez moi cet épisode d'intense douleur et de frictions, mais dans un but plus grand qu'il n'y paraît. Le fait que Philippe ait choisi de vivre une relation avec une autre femme peu de temps après notre courte histoire devait provoquer une onde de choc suffisamment puissante sur mon ego pour me propulser vers l'avant et me libérer de mes illusions, de mes peurs et de mes blessures. Bien entendu, j'aurais pu trouver un scénario plus simple et moins douloureux, mais il faut croire que certaines personnes sont si têtues qu'elles ont besoin du nec plus ultra des traitements chocs pour comprendre. C'était mon cas !

Et quels étaient les véritables sentiments de l'Être Philippe au juste ?

∞ *La reconnaissance de l'essence de l'Être France inscrira dans son véhicule corporel l'empreinte des véritables sentiments éprouvés par le compagnon voisin...* ∞

Je présumais en lisant ces lignes que mon cher voisin devait m'aimer d'un amour inconditionnel, indépendamment de la forme qu'avait pris notre relation. Mais cela ne m'apportait aucun réconfort et ne réchauffait pas mon lit !

La dernière partie de cette missive a toutefois beaucoup résonné en moi, même si je n'ai compris que des années plus tard sa véritable signification, encore une fois par l'expérience.

∞ *Voyez en ces symptômes* [de fatigue] *la manifestation concrète du travail initiatique qui offre non pas une perspective de maladie, mais de guérison.* ∞

Sur le coup, je n'ai pu m'empêcher d'être cynique. «Belle façon de voir la maladie!» Je ressentais tous les symptômes de la fatigue chronique et j'étais terrifiée à l'idée de m'effondrer encore et de ne plus pouvoir subvenir aux besoins de mes deux enfants pour une longue période peut-être, mais j'étais en train de guérir... Merci de le spécifier! C'était presque insultant.

Pourtant, tout mon corps résonnait à la lecture de ces propos, sauf mon ego, qui lui aurait préféré qu'on s'apitoie un peu sur mon sort.

∞ *Ce n'est point l'Être qui souffre, mais bien la personnalité qui résiste encore à la transformation...* ∞

Ego, quand tu nous tiens! Je sentais que ces propos étaient criants de justesse, mais je ne savais pas comment m'en sortir. Existait-il une recette pour se débarrasser de l'ego? Comment déconstruit-on une personnalité qu'on a mis des décennies à bâtir? Comment arrête-t-on ce feu de brûler au centre de notre corps quand on touche à la blessure initiale?

∞ *Voyez les brûlures du corps comme une fournaise qui s'offre à vous pour brûler les vieilles programmations et ses empreintes des expériences douloureuses du passé.* ∞

Pour traverser ce désert, je me suis accrochée à cette phrase sans même en saisir tout le sens. Je captais au moins qu'il me fallait brûler quelque chose de gros à l'intérieur de moi pour mieux renaître de mes cendres, comme le phœnix.

CHAPITRE 12

La princesse emmurée

L e week-end suivant, je me suis sauvée à la campagne avec Anne-Marie pour faire le vide et
panser mes plaies. Nous avions loué un chalet au
bord d'un lac dans Lanaudière pour méditer, marcher
en forêt et nous reposer de nos peines d'amour respectives. J'espérais surtout ne plus voir la Jeep noire
sur ma rue, pour quarante-huit heures au moins, et
m'épargner ainsi les images qui m'assaillaient en
permanence des deux tourtereaux filant le parfait
bonheur, le samedi soir, collés l'un contre l'autre
devant un film en sirotant un verre de vin. C'était
plus fort que moi, mon écran mental me repassait
à répétition ce genre de scènes toujours plus rose
bonbon que la réalité. Mais selon mes «amis de l'au-
delà», cela devait au moins avoir l'avantage de servir
de combustible dans ma fournaise d'émotions vives !

C'est dans le confort de ce décor magnifique
posé au creux des montagnes que j'ai reçu un des

enseignements universels les plus importants pour la suite des choses.

Quelques semaines auparavant, Anne-Marie avait commencé à écrire un manuscrit basé sur les messages qu'elle recevait quotidiennement pour l'aider à guérir sa propre blessure amoureuse. Elle allait finalement décider un an plus tard de ne pas le publier, mais je me suis tout de même régalée à lire ces textes tous aussi inspirés les uns que les autres. Sans compter qu'ils m'apportaient par la bande un réconfort certain, puisqu'il n'y a rien qui ressemble plus à une fille en peine d'amour qu'une autre fille en peine d'amour!

Le samedi matin, entre deux séances d'écriture pour elle-même, je lui ai demandé de répondre à une question sur mon thème principal, ravivé dans cette vie par le suicide de mon père. Je tentais de mieux cerner ce sentiment de trahison qui m'habitait dans toutes mes relations amoureuses, même si cette fois je savais pertinemment que Philippe ne m'avait pas trahie et que, de toute façon, on ne peut que se trahir soi-même. Toujours.

Voici ce fameux regard de deuxième niveau que je n'aurais jamais pu avoir tellement j'avais le nez collé sur l'arbre et tellement il manquait à mes connaissances spirituelles plusieurs notions de base sur les charges karmiques qu'on traîne de vie en vie, jusqu'à ce que la blessure soit si vive qu'on n'ait d'autre choix que de la guérir:

∞ *Certes, nous entendons l'appel de votre sœur d'âme France puisqu'elle envoie un signal haut et fort à cet effet, tel l'Être de puissance qu'elle manifeste en cette incarnation présente. L'Être appelle à la guérison de sa blessure fondamentale, blessure alimentée par nombre d'incarnations de souffrance en relations de couple dans l'aspect féminin. Aspect féminin qui a été emprisonné, comprimé dans le chakra du plexus solaire, irradiant la douleur dans les chakras du hara, de la base ainsi que du cœur. Pour vous donner une image, visualisez une plaie profonde brûlant d'un feu ardent et qui pulse vers les autres centres d'énergie mentionnés. Cette plaie bien vivante demande l'attention de la personnalité, elle demande d'être accueillie pour être libérée. Et qu'est-ce qui se cache derrière la blessure? La femme de douceur, la femme aimante, la femme fragile.*

Maintenant, quelle est l'intention positive derrière la plaie en question? Protéger la pureté de la féminité. Comprenez que la blessure est mise de l'avant comme le bouclier du guerrier voulant protéger sa douce, comme le prince qui tente de protéger sa princesse en l'enfermant au sommet d'une tour bien gardée de son château. Toutefois, protection nécessite aussi emprisonnement et impossibilité pour la féminité de sortir du château et de venir déverser l'essence de son Être. Alors nous pourrions transmettre à France que la blessure devient de plus en plus intense lorsque survient l'attraction vers une Âme accompagnatrice dans l'amour intime, puisque son rôle est d'imposer une distance, de manière inconsciente bien entendu, afin de protéger l'aspect féminin.

Voilà qu'un second personnage féminin apparaît dans la pièce de théâtre jouée avec le complice voisin. Pourquoi une autre femme s'immisce-t-elle dans la relation de duo entamée à l'été entre l'Être Philippe et l'Être France? Pour nourrir cette blessure dont le rôle, nous le répétons, est de protéger le joyau précieux de la vulnérabilité, de la douceur et de la féminité. Et comme l'Âme de France appelle fortement à se libérer (n'oubliez pas que cette expérience est son épreuve centrale, le défi majeur de sa présente incarnation), alors l'appel à guérir demande en ces temps actuels une expérience dans laquelle la femme traversera la barrière de la douleur de cette plaie pour naître véritablement en cette vie dans la troisième dimension, et ce, malgré la peur d'être une fois de plus brisée en ses entrailles. Car l'Être France sait que la peur appartient aux mémoires du passé (celles des vies antérieures) et que de ce fait elle ne sera point propulsée dans une autre expérience de brutalité. Toutefois, il faut d'abord traverser la blessure, puisque c'est la personnalité même (ego) qui brutalise l'Être présentement, et non un élément extérieur. ∞

Puis, les guides s'adressent directement à moi.

∞ *Nous entendons votre appel, chère fille bien aimée des sphères lumineuses. Vous allez assurément vers la guérison en ces temps présents. Nous dirions même que vous vous trouvez au cœur du nœud de dissolution. Tous les acteurs sont en place pour que la personnalité puisse réagir et mettre un terme à l'autosabotage. Vous avez d'ailleurs déjà commencé à dissoudre ce thème. Chaque fois que vous permettez à la femme de s'exprimer et de demander, chaque fois que vous lui permettez d'oser dire, elle remonte ainsi à la surface et une partie de la charge karmique se dissout.*

Sachez, chère Âme, que l'aspect féminin en vous est celui qui possède tous les dons et les sens auxquels vous aspirez, soit l'outil médiumnique permettant de capter directement nos vibrations, le regard qui va vous permettre de nous voir et d'entrer en communication avec nous, votre famille des étoiles. Cette féminité emprisonnée derrière la plaie possède toutes les ressources et toutes les facultés psychiques. Elle attend avec impatience de pouvoir les mettre à contribution pour la personnalité, mais aussi pour la mission d'incarnation, c'est-à-dire au service de votre volonté de « changer le monde », comme vous le mentionnez vous-même avec cette belle candeur.

Maintenant, afin de sécuriser le mental, nous allons vous proposer une recette pour aider à la guérison. Nous vous taquinons, chère Âme, mais nous allons procéder tout de même. Dans un premier temps, exprimez sans censure toutes les sensations, tous les sentiments, toutes les impulsions ressenties par la personnalité. Exprimez ce que vous ressentez à vos compagnons de route et faites confiance... En second lieu, il doit y avoir un apprentissage dans votre capacité à dompter le cheval sauvage en vous pour qu'il porte son regard dans le moment présent. Chaque pensée orientée vers le passé ou le futur devra être ramenée dans le moment présent. Chaque fois, demandez à votre cœur de vous dicter l'action juste, le choix du comportement à adopter que proposerait l'aspect féminin en vous. Cela demandera une concentration dans les premiers temps, mais par la suite, ce sera de plus en plus fluide. Alors l'action sera en concordance avec l'aspect féminin retrouvé et le cadre d'expérimentation basculera. La blessure n'aura plus sa raison d'être, puisque la féminité sera en devant de scène, pour ainsi dire.

L'outil perd de l'énergie, nous poursuivrons ultérieurement... Nous vous saluons. ∞

En passant, l'outil, c'est Anne-Marie... Ça replace un ego, de se faire appeler comme ça ! Ce que je réalise en lisant ce texte, c'est que je suis également un « outil », mais en développement. En fait, nous en sommes tous, puisque nous sommes tous médiums et branchés à la même Source. Il suffit de se reconnaître comme tel. J'ai donc laissé mon amie « l'outil » se reposer. En soirée, on a regardé des films, puis j'ai relu le message avant de m'endormir pour me laisser imprégner de cette fabuleuse connaissance universelle.

La partie la plus importante à intégrer pour moi se trouve dans le fait que ma blessure de trahison a été alimentée longtemps, au fil de plusieurs vies de souffrance, alors que je m'étais incarnée en femme sur cette planète à différentes époques. Ce karma individuel s'ajoute à la charge collective portée par les femmes, puisque le choix de venir expérimenter la troisième dimension dans un corps féminin s'accompagne d'un karma collectif d'abus, de non-reconnaissance et de non-expression. Les femmes ont été muselées et aviles pendant des millénaires, une non-reconnaissance de l'aspect féminin dans toute sa force et sa beauté créatrice ; l'aspect masculin a rabaissé les femmes par peur et par incompréhension de leurs pouvoirs, notamment psychiques.

On me répète également que cette blessure est logée au creux du plexus solaire et que, derrière cette plaie vive, se cache la femme fragile en moi, celle qui connaît la douceur et la vulnérabilité. Mais elle a enfoui sa belle fragilité au fond d'un coffre bien scellé pour que personne ne puisse en abuser. C'est la première fois qu'on me met en mots ce que je reconnais faire dans ma vie depuis des années sans toutefois pouvoir le nommer. Il est tout à fait juste d'affirmer que je cache une partie de ma féminité, comme plusieurs autres femmes de ma génération, mais je ne m'étais jamais demandé pourquoi.

Je ne m'étais jamais arrêtée à tenter de comprendre pourquoi j'avais si peur d'être vulnérable et, ce faisant, pourquoi j'avais muselé la partie de moi douce et fragile. J'avais pourtant très bien accueilli l'aspect masculin en moi, la *go-getter*, la fille fonceuse qui ne s'en laisse pas imposer, la guerrière qui sait où elle va. Mais pas la partie féminine, la fille douce, aimante et fragile. Pourquoi? Parce que ce n'était pas bon pour mon image! Comme des millions d'autres femmes qui ont investi le marché du travail et qui se sont retrouvées en compétition avec les hommes pour se tailler une place, je m'étais fait une grosse carapace. J'avais entretenu avec soin ma réputation de femme de tête, de femme forte, de femme libérée qui n'a rien à envier à la gent masculine et qui l'accote sur tous les plans, et bien plus encore!

On pourrait en rejeter la faute sur nos mères féministes qui se sont battues pour nos droits, quitte à sacrifier quelques aspects féminins en cours de route. On pourrait mettre ça sur le dos des hommes qui ne nous donnent pas d'autre choix que de nous couper de notre féminité pour avoir accès aux mêmes privilèges qu'eux. Mais la réalité, c'est que je n'avais que moi à regarder dans le miroir pour comprendre comment je m'étais coupée de toute une partie de mon Être depuis l'adolescence.

C'est fou, je voyais clairement et pour la première fois ce prince fougueux en moi qui protège sa princesse au sommet d'une tour bien gardée du château. Aussi simple soit-elle, c'est cette image qui m'a permis de dissoudre avec le temps une grande partie de ce karma. Avant ce message, je n'avais jamais envisagé la possibilité que toute cette souffrance ait pu avoir un côté positif, même si les guides m'avaient spécifié que je vivais une grande guérison grâce à elle. J'ai mis des mois à intégrer l'analogie du prince, à appliquer cette nouvelle connaissance dans l'expérience, mais l'image en soi est si puissante et si révélatrice de notre époque, pour l'aspect féminin meurtri en chacun de nous du moins, que je l'ai adoptée. Puis je l'ai laissée s'imprégner dans mes cellules jusqu'à ce qu'elle fasse son effet.

Pour accélérer un peu le processus, je visualisais souvent ma princesse en train de sortir du château sous le regard amusé et fier des gardes de la tour et du prince. J'ai utilisé cette image tous les jours, si bien qu'elle est devenue un outil très puissant à force de répéter l'exercice. Petit à petit, la femme en moi a pu émerger. Je ne parle pas ici d'exprimer une certaine superficialité associée à la féminité, celle qu'on met en évidence à la télé et dans les vitrines de boutiques à la mode. Je ne me suis pas mise à porter des talons aiguilles et des robes affriolantes pour autant. Je ne suis pas devenue du jour au lendemain un modèle de ces femmes dites « féminines » que nous imposent les couvertures des magazines pour permettre à ma princesse de sortir de sa tour. J'ai seulement laissé monter cette douceur et je l'ai laissée s'exprimer. J'ai simplement accepté, avec le temps, que j'avais le droit à cette fragilité – je suis en fait la plus moumoune des moumounes, du genre qui pleure devant les annonces de McDonald's ou en lisant mon journal ! Je me suis permis d'être une fille, même si j'avais tenté depuis mon enfance d'être *one of the boys* pour avoir l'air cool, parce que les gars faisaient toujours les trucs les plus tripants et occupaient les emplois les plus intéressants.

Je comprenais tout à coup l'importance que revêtait cette courte relation avec Philippe pour me forcer à guérir cette blessure grosse comme la Terre. Bien sûr, il ne se doutait nullement de tout ce qui se jouait pour moi dans notre pièce de théâtre commune, il ne croyait même plus en faire partie, mais je commençais à percevoir qu'un jour je pourrais lui dire merci pour son «apport» inestimable à mon évolution. Et je devrais dire merci aussi à cette fille, que je n'avais pas encore croisée d'ailleurs, mais qui servait magnifiquement mon grand plan en ∞ *nourrissant ma blessure, dont le rôle, nous le répétons, est de protéger le joyau précieux de la féminité.* ∞ Disons que je n'étais pas encore tout à fait rendue là en sagesse intérieure, mais cela viendrait...

Il est aussi important de revenir sur les dons psychiques. On appelle facultés extrasensorielles les dons qu'on attribue à certains médiums. Ces facultés sont en fait intrasensorielles et nous les possédons tous, parce qu'elles sont liées à l'aspect féminin à l'intérieur de chacun de nous. L'intuition, la clairvoyance, la perceptivité, la sensitivité, la clairaudiance, bref toutes les facultés psychiques sont issues du principe féminin. C'est pourquoi les femmes sont plus attirées par tout ce qui s'y rattache, de l'astrologie à la communication avec les esprits et les autres formes de conscience en passant par le tarot.

Dans le Nouveau Monde, chacun est appelé à équilibrer ses principes masculin et féminin pour créer des structures qui soient harmonieuses et qui respectent la complémentarité des deux aspects qui nous définissent. Voyez le masculin comme la graine qu'on sème et le féminin comme la fleur qui se déploie à partir de cette semence. Le masculin est associé à l'inspiration et le féminin à la création harmonieuse des projets qui en découlent (lire à cet effet le chapitre «L'émergence du principe féminin» dans *Tout se joue à chaque instant*).

Si les femmes de ma génération ont assez bien intégré le principe masculin grâce aux luttes du féminisme, elles ont aussi souvent occulté une partie de leur aspect féminin pour combattre les inégalités dont elles étaient victimes dans nos sociétés patriarcales. Une manifestation éloquente de l'effet de balancier. Le temps est toutefois venu de rééquilibrer les choses. Pour les femmes, cela veut dire se réapproprier tout le pouvoir de leur féminité. Pour les hommes, cela signifie ne plus avoir peur de l'aspect féminin en eux et le laisser émerger pour mieux accéder aux dons psychiques qui y sont rattachés.

Cet automne-là, j'ai donc commencé à méditer et à faire de l'écriture automatique dans le but avoué de me réapproprier mes dons psychiques. Puisque j'apprends beaucoup en imitant les autres, j'ai regardé mon amie écrire en étant inspirée par ses guides et je me suis dit que je pouvais certainement en faire autant, même si je n'avais pas le dixième de son talent. Chaque matin, après une courte méditation, je posais une question sur une difficulté que je rencontrais et je laissais aller tout ce qui me venait en guise de réponse. J'ai dernièrement retrouvé mon cahier d'écriture de cette époque pour constater que, même si j'étais certaine sur le coup que seul mon mental répondait à mes interrogations, j'étais déjà très inspirée. C'est en regardant en arrière, des années plus tard parfois, qu'on accepte l'évidence : on est tous médiums !

Il ne me restait plus qu'à appliquer les bons conseils de nos guides. Et ce faisant, j'allais très vite trouver une occasion ∞ *d'exprimer sans censure toutes les sensations, tous les sentiments, toutes les impulsions ressenties par ma personnalité au compagnon de route* ∞, peu importe qui il serait...

CHAPITRE 13

L'autosabotage

J'ai commencé à trembler sur l'autoroute, une heure avant d'arriver à la maison. Des secousses incontrôlables dans tout mon corps à la seule pensée d'apercevoir la Jeep noire sur ma rue en tournant le coin pour aller chez moi. Je ne pouvais l'expliquer, mais c'était comme si je me dirigeais tout droit à l'abattoir. Démesuré, dites-vous? Complètement.

Mais comment en étais-je arrivée là? Comment avais-je pu laisser une amourette d'été me mettre dans un tel état?

Une chance qu'Anne-Marie m'accompagnait dans ce processus de «guérison», parce que je jure que je n'aurais jamais survécu. En analysant ma réaction sous toutes ses coutures, j'ai recensé le nombre de prénoms que ma blessure avait portés depuis ma tendre jeunesse. Martin. Pascal. Normand. Reynald. Bertrand. Klaus. Pierre (*bis*). Guy (*bis*)...

et je pourrais continuer encore longtemps si j'ajoutais tous les autres que j'ai aimés depuis la maternelle et qui ne l'ont jamais su! Les acteurs ont changé de prénom, la pièce a été modifiée quelque peu en cours de route, mais le scénario de base est toujours demeuré le même. Je les aimais, puis je me sentais trahie et abandonnée dans la relation, puis je me sauvais en courant avant d'être quittée... si ce n'était pas déjà fait!

Alors en tournant le coin, disais-je... Eh oui, l'horrible Jeep était là, bien en vue, stationnée juste devant le duplex de mon cher voisin. Ce que j'aurais donné pour ne pas la voir, pour avoir droit à une trêve dans cette brûlure du plexus solaire. Ce ne serait pas cette fois, fallait-il en conclure.

J'ai remercié mon amie pour ce week-end fort apprécié, malgré le retour brutal à la réalité, et je suis entrée chez moi la mort dans l'âme. Dans la soirée, en sortant pour aller faire des courses, j'ai remarqué que ma voisine d'en face, une infirmière à la retraite, trimbalait des objets m'apparaissant beaucoup trop lourds pour sa frêle constitution, alors je me suis portée volontaire pour lui prêter main-forte. On discutait tranquillement sur son balcon quand j'ai vu une silhouette féline apparaître dans le noir. Philippe se dirigeait d'un pas pressé par le froid vers le véhicule de sa nouvelle copine quand il a levé la tête et que nos regards se sont croisés. Visiblement mal à l'aise, il a détourné les yeux aussitôt, a tiré un truc du coffre arrière et s'est engouffré chez lui à la vitesse de l'éclair.

Mon cœur s'est arrêté de battre. Pourquoi ne m'avait-il même pas saluée? Qu'est-ce que j'avais fait? Est-ce qu'on devait faire semblant de ne plus se voir parce qu'il y avait une autre femme dans sa vie?

Est-ce que je devais l'éviter ou alors le confronter avec toutes mes questions ?

Suivant les conseils de mes amis des étoiles, « de m'exprimer sans censure », je n'ai pas hésité une seconde et je lui ai téléphoné au bureau le lendemain pour lui demander de venir chez moi quelques minutes, afin d'éclaircir la situation. Je me disais que si je nommais les choses, j'allais commencer à dissoudre un peu de ce mauvais karma et je pourrais peut-être continuer mon chemin en paix.

« Dieu qu'il est beau », me suis-je extasiée dans ma tête en lui ouvrant la porte. Je ne sais pas à quoi je m'attendais, je crois que j'espérais le trouver laid et con pour me faciliter un peu la tâche, mais c'est exactement l'effet inverse qui s'est produit. Toujours élégant, il s'est assis devant moi au salon. Je me suis volontairement installée sur la chaise berçante à deux mètres de lui pour ne pas être tentée de le toucher. Puis je me suis lancée, la voix tremblante et la larme à l'œil :

— Pourquoi ne m'as-tu pas dit bonjour hier ? lui ai-je dit sans aucune politesse d'usage pour introduire le sujet ou détendre l'atmosphère.

— Excuse-moi, tu étais loin et je n'ai pas voulu te déranger, t'avais l'air occupée, en grande conversation avec la voisine.

Philippe semblait à la fois embarrassé et sincère. Je savais qu'il m'aimait bien et ne voulait pas gâcher notre relation de bon voisinage. On a donc mis au clair qu'on n'allait pas volontairement s'éviter, qu'il allait rester mon ami, que nos enfants continueraient de jouer ensemble et que rien n'avait changé, au fond, à un détail près... il ne serait plus mon amant, c'est tout.

Je l'ai laissé partir au bout de vingt minutes en l'embrassant sur les deux joues. Puis je me suis effondrée de douleur, complètement brisée par la peine, les remords et l'incompréhension. Je ne pouvais m'empêcher de m'en vouloir pour tant d'auto-sabotage. Pourquoi l'avais-je quitté de façon prématurée à la fin de l'été? Pourquoi est-ce que je n'avais pas goûté ces moments de douceur un peu plus longtemps, du moins jusqu'à ce que la relation s'essouffle d'elle-même? Pourquoi avoir provoqué cette rupture sous le coup de la frustration et de la peur de répéter mes erreurs?

«Arrête, France, tu sais très bien que ça allait finir de toute façon, c'est quoi ton problème?» J'avais beau me parler, m'obstiner avec moi-même, rationaliser tout ça, me rappeler qu'un autre compagnon se présenterait très bientôt, la blessure était si vive qu'aucun encouragement ne pouvait me ramener la paix d'esprit. Alors j'ai tenté le tout pour le tout. J'ai rappelé l'ami journaliste avec qui j'avais eu une brève aventure au printemps en espérant me sortir Philippe de la peau. Si cette technique avait fonctionné pour lui, qui semblait avoir fait son deuil de moi en une semaine (UNE SEMAINE, quel culot quand même!) dans les bras d'une autre femme, peut-être que je pouvais en faire autant.

C'était bien mal connaître les lois du karma. Je n'ai fait qu'aggraver ma situation, en fait. D'abord parce que j'ai brisé le cœur de cet ami, qui est devenu amoureux de moi sans que je puisse partager ses sentiments. J'aurais tant aimé pouvoir le faire, pourtant, ç'aurait été si simple. Imaginez. Il suffirait de passer d'un partenaire à un autre et hop, la peine d'amour et la blessure karmique disparues. Envolées. *Vanished*. Automatiquement.

Beaucoup trop facile! Si de nombreuses personnes tombent dans ce piège après une rupture amoureuse, ce n'est pas parce que ça fonctionne, mais plutôt parce qu'elles ont besoin de s'enfoncer un peu plus profondément dans leur blessure, le plus souvent en s'étourdissant pour ne plus ressentir la douleur. Ce faisant, elles sont forcées, un jour ou l'autre, de rencontrer leurs thèmes karmiques et d'amorcer une véritable guérison... ou de poursuivre sur le chemin de l'autodestruction. On a toujours le choix, c'est une règle de base dans la troisième dimension. Je le répète, nous sommes tous des créateurs et nous possédons le libre arbitre, qui s'impose toujours en maître pour nous permettre de créer notre réalité en toute conscience... ou inconscience, c'est selon. Mais que l'on crée consciemment ou inconsciemment, le karma demeure et demande à être dissous, toujours de plus en plus intensément d'expérience en expérience.

La vie m'a donc offert des situations parfaites pour me forcer à prendre conscience que ma blessure était encore une belle grosse plaie ouverte. Telle une partie de moi bien vivante, elle me suppliait de lui prêter attention pour la soigner. Le soir où je me suis surprise en flagrant délit de me planter dans mon cadre de porte dans le but avoué d'épier les faits et gestes de cette fille pour enfin voir son visage et savoir à qui je devais me mesurer, j'ai compris que je ne pouvais descendre plus bas dans l'indécence. Je suis donc allée chercher de l'aide... Encore !

*
**

— Qu'est-ce qu'on traite aujourd'hui, France ? m'a demandé Danielle avec bienveillance.

Après la maladie de mon chien et le traitement qui en avait découlé pour moi-même, je ressentais le besoin de consulter mon amie guérisseuse pour retrouver un peu d'énergie et peut-être aller plus loin dans l'investigation des mécanismes de l'auto-sabotage. Je savais que je m'étais sabotée, mais je voulais comprendre pourquoi je répétais toujours ce scénario archiconnu chaque fois que je m'approchais du succès. Pas seulement en amour, mais dans toutes les sphères de ma vie. Les guides m'avaient confirmé quelques jours plus tôt, toujours par l'écriture d'Anne-Marie, qu'il y avait effectivement eu une forme de sabotage dans mon aventure avec Philippe, ∞ *parce que la blessure a fait une interférence dans l'expérience en y mettant un terme de manière abrupte et violente, provoquant la douleur actuelle* ∞.

Je n'étais toutefois pas la seule à avoir fait preuve d'autosabotage dans ce scénario. Philippe s'était lui aussi saboté dans le processus en tombant également dans ses peurs. Mes frères des étoiles précisaient de plus dans ce message qu'un autre partenaire allait bientôt se présenter ∞ *puisque l'expérience n'avait pu avoir lieu comme prévu et devait absolument se vivre pour l'avancement de l'Âme, soit la rencontre de la féminité et de la douceur dans la plénitude relationnelle et le partage avec une Âme de l'énergie masculine. Alors tous les éléments seraient en place pour le développement des sens subtils de l'Être France* ∞.

Les guides concluaient le message en précisant :

∞ *Il est important d'exprimer qu'il y aura retour à la joie, à la fluidité et à la légèreté. Le temps n'est plus à la blessure, puisque l'Être France doit entrer plus spécifiquement dans son mandat d'incarnation avec intensité dans les mois à venir. C'est pourquoi un compagnon viendra collaborer et accompagner.* ∞

— Parfait! m'étais-je alors entendue m'exclamer à voix haute, seule dans ma maison.

J'étais plus que prête à cesser de souffrir. Toutefois, si j'avais bien reçu ce message, je n'arrivais pas à ressentir la fluidité ni la légèreté tant attendue. Une séance de reiki et une longue marche sur la terre de mon amie allaient sans doute accélérer le processus de ma guérison.

Après que je me suis allongée sur la table de massage, Danielle a posé ses mains sur ma tête pour se mettre en état de réception, à la fois de l'énergie de guérison et des messages de mes guides. Lors des traitements de reiki, les mains de Danielle deviennent presque instantanément brûlantes. Elle peut ainsi ressentir toute l'énergie qui passe par son canal et qui est transférée à la personne traitée.

Au bout de quelques minutes, j'ai commencé à voir des images intrigantes défiler devant moi sur ce qu'on pourrait nommer mon écran mental, puisque j'avais les yeux fermés. Le film qu'on me projetait se déroulait dans un genre d'agora. C'était comme si on avait placé une caméra au-dessus d'une chanteuse d'opéra qui se produisait sur une scène, devant un parterre bondé de spectateurs. Puis, à la vitesse de la pensée, j'ai ressenti que j'étais cette chanteuse. Je portais un kimono crème et doré, j'avais les cheveux noir d'ébène noués sur la tête et je chantais d'une voix cristalline devant des spectateurs admiratifs qui m'apparaissaient être tous des Asiatiques.

Une femme en furie est alors montée sur scène et m'a poignardée à l'estomac sans que je puisse réagir ou me défendre. Puis, comme dans un montage cinématographique, j'ai fait un saut dans le temps pour me retrouver dans la salle d'attente de ce qui semblait être un hôpital de fortune. Je voyais d'autres patients autour de moi, mais mon attention était portée sur la sensation du sang qui coulait entre mes doigts. J'ai alors pris conscience de la gravité de la situation en m'observant faire pression sur la plaie béante pour stopper l'hémorragie. Puis des infirmiers ont fait irruption dans la salle et ont transporté une civière sur laquelle était couchée une femme encore plus mal en point que moi. En les regardant quitter la pièce, je me suis sentie mourir sans que des médecins puissent intervenir.

Est-ce que je venais de vivre une régression dans une vie antérieure ? Est-ce que ces images étaient réelles ou était-ce le fruit de mon imagination ? Pouvais-je seulement imaginer un tel scénario ? Je dis souvent que je suis une très bonne raconteuse d'histoires, mais je raconte toujours des histoires que je connais, puisque je n'ai aucune imagination pour en inventer. Il m'apparaissait donc exclu que j'aie pu imaginer un tel scénario. Et il y avait cette sensation dans mon corps qui ne trompe pas. Je sentais la chaleur du sang sur mes mains. J'avais aussi ressenti la jalousie maladive de cette femme qui m'avait poignardée et que je semblais connaître. De plus, ma réaction émotionnelle était totalement démesurée si, bien sûr, il s'agissait d'une histoire inventée. J'ai tellement pleuré et crié en revivant cette mort violente que je ne pouvais faire semblant. Même avec un grand talent de comédienne, ce que je ne possède pas, je n'aurais pu jouer avec autant d'authenticité toutes les émotions que je revivais spontanément dans le bureau de consultation de mon amie.

Il m'a fallu trois jours pour me remettre de cette expérience troublante. Tout mon corps avait absorbé les contrecoups du choc : courbatures, raideurs, mal aux os et aux muscles, bref, j'étais la première surprise devant tant de symptômes. Je ne crois pas que mon imagination ait pu provoquer une cascade de réactions physiologiques aussi intenses. Je sais aujourd'hui que j'ai vécu une régression dans une vie antérieure, mais vous n'êtes pas forcés d'y croire. L'important est que j'ai constaté un an plus tard, en regardant en arrière, que j'avais commencé ce jour-là à mettre un terme à l'autosabotage. Et j'ai compris dans mon corps les mécanismes liés au fait que je me sentais littéralement en danger de mort quand je me rapprochais du succès. Les mémoires cellulaires de nos vies passées sont très puissantes et entraînent parfois des conséquences que nous ne comprenons pas immédiatement. Cette régression m'a permis de dissoudre progressivement l'empreinte inté-rieure qui me poussait toujours à me saboter quand j'atteignais enfin mes objectifs.

J'insiste ici sur le fait que toute cette prise de conscience n'a pas été instantanée. Certes, j'ai réa-lisé le jour même que mon sabordage était lié à la mémoire d'une mort violente provoquée par la jalousie d'une autre personne face au succès que je semblais connaître. Mais il a fallu que je laisse passer plusieurs mois pour ressentir que cette mémoire en particulier était en voie de dissolution. Et je devais tout de même demeurer vigilante (mais vous verrez que je ne l'ai pas toujours été par la suite) pour ne pas répéter le *pattern* pendant un certain temps, ques-tion de vraiment intégrer la nouvelle programma-tion de non-sabotage dans chacune de mes cellules.

Dans le domaine des émotions et des thèmes kar-miques, rien ne fonctionne par la pensée magique. Il faut du temps, de la persévérance, de la vigilance et de la foi en soi.

CHAPITRE 14

La rencontre avec l'invisible

Enfin le 1er décembre ! J'attendais cette date avec impatience depuis plusieurs jours. C'est que Danielle m'avait mentionné, lors de notre dernière rencontre, que je commencerais à aller mieux et à ressentir une certaine paix intérieure au début de décembre. Or, en ce beau samedi glacial, j'étais inscrite avec mon amie Anne-Marie à un atelier offert par Pierre Lessard et son équipe sur la rencontre avec les énergies subtiles. Deux jours à vivre une expérience intérieure unique et à baigner dans les énergies du Maître Saint-Germain qui, soit dit en passant, est devenu mon « ami » de l'au-delà. Tout un week-end à rencontrer des gens qui sont sur le même chemin de guérison spirituelle que nous et qui accueillent donc notre démarche sans jugement. Parce que oui, on se sent parfois jugé quand on emprunte le sentier très étroit de la conscience, de la reconnaissance de soi, du Soi supérieur, de la «reconnexion» avec notre Source.

Nous nous sommes présentées là sans attente, ou presque... Personnellement, je n'avais que la mince attente de me guérir de toutes mes peines de trahison et d'abandon en quarante-huit heures... Rien de moins! Mais il faut comprendre que dans ce genre de rencontre, tout est subtil. Rappelez-vous, c'est pour ça qu'on les nomme «énergies subtiles». On ne se met donc pas spontanément à voir des entités ou à entendre des guides nous dire quoi faire et comment pour devenir beau, riche, en santé et en amour en un clin d'œil! C'est tout de même pendant ce week-end que j'ai commencé à «voir», en ce sens que j'ai eu accès pour la première fois à des images mentales de façon consciente et que j'ai pu être en mesure de transmettre un message éclairant à ma partenaire ou d'en recevoir un pour moi-même.

Pendant un des exercices, j'ai eu une vision précise qui répondait à une demande d'Anne-Marie sur sa mission de vie. Rappelons que nous travaillions toutes les deux en télévision à cette époque et que nous n'avions aucune intention de changer de métier. Et pourtant, Anne-Marie est aussi aujourd'hui une *channel* accomplie et elle coache parfois des gens dans leur mandat de vie et dans leur quête de retrouver leur pouvoir créateur. De mon côté, j'exerce le métier peu orthodoxe d'enseignante spirituelle, ou de «gouroune nationale nouveau genre», comme j'aime bien m'autoproclamer à la blague en conférence, pour démystifier le tout avec légèreté. Or, en plongeant en état méditatif pour provoquer des images et les transmettre à mon amie, j'ai distinctement vu un phare qui éclaire dans la brume toutes les personnes s'en rapprochant. Aucun doute pour moi, le phare représentait Anne-Marie, et elle devait éclairer des gens, mais je ne savais trop de quelle façon à ce moment précis de notre quête personnelle de sens.

— Es-tu sérieuse? m'a-t-elle lancé, totalement stupéfaite.

— Oui. Ça n'a pas de sens pour toi? lui ai-je demandé, un peu inquiète d'être dans le champ.

— Au contraire, c'est exactement le terme que j'utilise pour me décrire quand on me demande ce que je veux être dans la vie. Je réponds que je veux guider les gens tel un phare.

Je savais bien sûr qu'Anne-Marie avait suivi plusieurs cours de croissance personnelle depuis le début de sa vingtaine et qu'elle avait terminé une formation en coaching de vie quelques années auparavant par intérêt personnel, mais je ne l'avais jamais entendue dire le mot «phare» ou qu'elle aimerait devenir coach à temps plein un jour. Étonnamment, elle n'avait jamais partagé avec moi cette envie, peut-être par pudeur ou par peur d'être ridiculisée, ce que je pouvais faire éloquemment, parfois, en utilisant un humour un tantinet acide pour passer mes messages! Et puisque la télé nous apportait tout ce dont nous avions besoin, nul changement ne se profilait à l'horizon. Quoi qu'il en soit, cette image spontanée avait surgi dans ma tête et semblait frapper dans le mille pour décrire la mission de vie en devenir de mon amie.

Trois ans plus tard, Anne-Marie délaissait la télévision pendant une année complète pour se consacrer au coaching en utilisant ses dons de médium.

Et comme pour me confirmer que ce n'était pas un coup de chance, j'ai reçu en rêve une image très claire pour m'aider à comprendre la situation que je vivais avec mon beau voisin. Je n'entre pas dans les détails ici, parce que c'est très personnel, mais l'exercice consistait à demander à notre Âme de nous envoyer une image avant le réveil pour pacifier une relation ou une situation difficile qu'on éprouvait dans notre vie. L'image qui m'a réveillée au petit matin était très révélatrice de l'expérience que Philippe devait vivre avec sa compagne du moment et de ce qu'il allait en retirer comme apprentissage. Cela ne me ramenait pas mon amant, mais ça m'a apporté un début de paix intérieure que je ne croyais plus possible.

En fait, toute la fin de semaine, j'ai été étonnée de constater combien étaient précises les images que je recevais, même quand je faisais un exercice avec un parfait étranger. Nous sommes ressorties de cette expérience totalement ravies et pleines d'espoir pour l'avenir. Je commençais, pour la première fois depuis des lunes, à voir la lumière poindre au bout du tunnel et à respirer de façon plus détendue, sans avoir envie de me mettre à pleurer à chaque expiration.

Au lendemain de ce week-end ressourçant à souhait, Anne-Marie a vécu un épisode de *blues* lié à son retour brutal à la vraie vie, loin de toutes ces vibrations bienveillantes. Elle a donc pris son crayon et a reçu un message très éclairant sur la source de son état intérieur. Du coup, les guides ont répondu à la question que je m'étais posée tout le week-end : «Mais où sont nos frères des étoiles incarnés sur cette Terre? Il doit bien y en avoir un pour moi quelque part avec qui concrétiser mon idéal amoureux!»

∞ *Nous sommes présents et heureux de communiquer avec vous, chère fille bien aimée. Vous avez*

*baigné dans votre essence divine de longues périodes
en ces dernières heures, ce qui a permis à tous vos
corps subtils de prendre de l'expansion et d'être plus
vibrants sur d'autres plans. Bien sûr, lorsque vous avez
réintégré, pour ainsi dire, les énergies du taux vibratoire de la collectivité humaine, hier en soirée, ce fut un
choc pour vous, tant sur le plan physiologique que dans
vos corps émotionnel et causal. Il y a alors eu douleurs
passagères puisque c'était un retour aux mémoires et
aux contractions qui y sont associées. Toutefois, vous
pouvez observer, en ce matin nouveau, que votre fréquence s'est ajustée, puisqu'un travail a été effectué
lors de la période du sommeil et qu'ensuite la rééqui-
libration énergétique du corps a permis un retour à
votre essence. Vous y êtes, chère Âme.*

*Les couloirs créés en cette fin de semaine existent
maintenant pour vous et vous en connaissez le chemin.
Cela étant, le retour en ces lieux de joie et de sérénité
se fera tout naturellement de plus en plus souvent, et
les périodes de douleurs vont diminuer jusqu'à s'estomper totalement, puisque l'Être a su reconnaître sa
véritable essence dans l'expérimentation vécue. Les
outils sont en place. Veuillez partager l'information
avec votre sœur d'Âme France puisque ce message
s'adresse tout autant à son Être.*

*Maintenant, permettez que nous prenions quelques
instants pour éclairer l'Être France sur ce questionnement que vous portez depuis plusieurs jours et
que vous résistiez à nous soumettre. Sachez d'abord
que la résistance provient de la partie de vous-même
qui porte un jugement sur la question. Il n'y a pas
de bonnes ou de mauvaises questions. Il n'y a pas de
questions plus spirituelles ou plus importantes que
d'autres. Vous nous saisissez ?*

— Oui. Merci de me remettre à ma place !

Ne vous jugez point en cela. Vous êtes en apprentissage et cette résistance fait partie de ce qui tend à se dissoudre. Accueillez-vous et aimez-vous.

Maintenant, revenons à la question concernant le lieu de rencontre avec des frères des étoiles sur le plan de vie de l'incarnation actuelle. D'abord, deux aspects se présentent relativement à cette question. Le premier aspect étant celui de l'Être France à la recherche d'une âme sœur d'accompagnement dans l'intimité en l'union de couple. OÙ EST-IL? Voilà la grande question, n'est-ce pas? Alors tentons de répondre avec clarté à cette question. Nous pourrions transmettre qu'il est juste derrière les peurs logées dans la région centrale du plexus solaire de l'individualité incarnée.

L'Être France a traversé une période qu'elle a nommée sabotage, enfermant ainsi l'essence de la féminité dans une forme-pensée de peur assez élaborée pour mettre un terme à une expérimentation amorcée avec l'Être voisin. Nous vous avons déjà transmis de l'information à cet effet. Maintenant, ce retrait a créé une contraction et le doute s'est inscrit dans son inconscience, créant une nouvelle forme-pensée qui offre une résistance à la concrétisation de l'expérience d'une nouvelle union. Nous pourrions dire qu'il y a dualité entre le désir d'union et la peur d'être blessée une fois encore. Or, le compagnon d'Âme pour l'exploration de l'amour en couple est présent en ce lieu qui, pour faire image, se trouve derrière cette forme-pensée cristallisée. Lorsque la peur sera dissoute et la féminité libérée et vibrant au grand jour, l'Être compagnon apparaîtra, peu importe le lieu physique. Il saura trouver sa partenaire, n'ayez aucun doute là-dessus. Il la trouvera lorsqu'elle sera présente et disponible. Ici, le terme «disponible» prend toute son importance. Vous nous saisissez?

Maintenant, revenons à ce deuxième aspect du questionnement concernant les frères des étoiles, cela n'ayant point de corrélation avec la création d'une union de couple. Il y a déjà des compagnons des étoiles dans l'environnement immédiat de l'Être France, toutefois, non pas mandatés pour former dans la continuité et le long terme une union de couple puisque leur rôle, pour ainsi dire, est de servir le Grand Plan Divin, l'Âme-Esprit, et non point répondre aux attentes de la personnalité. Nous pouvons transmettre la présence, dans les temps actuels, de trois Êtres de la famille des étoiles qui jouent un rôle majeur dans l'éveil du Maître France: le messager de cette présente transmission, bien sûr, en l'Âme de Myriam Marie [le nom d'Âme d'Anne-Marie], le messager du Maître Saint-Germain en l'essence de Pierre Lessard, et nous transmettrons aussi, avec un soupçon de sourire et d'amour, que l'Être voisin en est un également. Il y en a assurément d'autres qui vont et viennent selon les orientations d'apprentissages de l'Âme. Toutefois, en ce moment d'expérimentation, les trois Êtres mentionnés représentent actuellement des miroirs fabuleux pour accompagner l'Être dans la reconnaissance de sa véritable Lumière-Essence. Voilà qui donnera assurément assez d'information à l'Être France pour occuper son esprit quelque temps! Nous vous taquinons. Soyez en paix. Nous vous aimons. ∞

Bon d'accord, ils se paient ma gueule en plus... Encore!

Je tiens à préciser ici que les guides utilisent régulièrement, depuis le début, le terme «Maître» quand ils s'adressent à moi. J'étais loin de l'être en 2007, mais je comprends qu'ils semaient un germe pour que je me reconnaisse comme tel un jour. Nous sommes tous des Maîtres potentiels ou en devenir. Et même si cette année-là j'avais écrit un livre dont le titre est *Le Maître en soi*, je n'avais toujours qu'une compréhension très partielle du concept. Qu'à cela ne tienne, ils avaient entrepris de me convaincre que j'avais choisi de le devenir dans cette vie-ci et ils avaient raison, j'en avais fait le choix conscient un an auparavant. Allais-je réussir? Voilà toute la question! Je me permettais d'en douter régulièrement, surtout quand je réagissais comme une gamine dans ma vie affective. Mais ne faut-il pas cesser de se juger, comme les guides le disaient si bien à mon amie?

Pour résumer cette communication, les guides nous expliquent au début que le week-end de l'atelier du Maître Saint-Germain nous a permis à toutes les deux, Anne-Marie et moi, de nous retrouver dans l'essence de notre Être véritable, en mettant de côté notre personnage conditionné par notre environnement et les blessures de notre passé. Bien sûr, les nombreuses méditations en groupe nous ont permis d'élever notre fréquence vibratoire, mais le simple fait d'être en contact pour une longue période avec ces énergies de haut niveau y a grandement contribué. Le retour à la vie quotidienne nous a donc donné un choc parce qu'il fallait nous réajuster aux vibrations ambiantes de nos milieux respectifs. La bonne nouvelle, c'est que l'expérience est inscrite dans nos cellules et que nous pouvons retrouver cet état à volonté. Il suffit de nous mettre en mode de réception des énergies de la cinquième dimension, ce carrefour vibratoire où, je le répète, la rencontre avec les Maîtres est possible pour tous et en tout temps.

Je dois par contre admettre qu'il m'a fallu quatre ans pour toucher à la cinquième dimension en méditation, et cela est un bien grand mot, puisque mon expérience de ces mondes parallèles demeure toujours partielle, limitée entre autres par mon mental fort conditionné et quelques résistances qu'il me reste à dissoudre. La suite du message m'a fait sourire. D'abord, j'aime l'idée qu'il n'existe pas de questions plus spirituelles que d'autres. C'est aussi ma vision des choses. En fait, tout est spirituel, puisque la spiritualité se trouve dans toute chose, dans toute forme de vie, dans le grand Tout, et la recherche de l'idéal amoureux est assurément tout aussi spirituelle que le fait de prier ou de méditer! Ainsi, il semble que mes frères des étoiles incarnés sur la Terre se trouvent partout autour de moi : Anne-Marie, Pierre, même mon super voisin, et combien d'autres que je ne savais pas encore reconnaître à ce moment-là, pas consciemment du moins. Pour trouver «le bon pour moi», par contre, je m'étais ajouté un autre obstacle : la peur d'être blessée à nouveau. Il ne manquait plus que ça. Une autre affaire à dissoudre, en plus de tous mes thèmes karmiques et des bibittes qui y sont liées !

CHAPITRE 15

Le jeune amant

Les partys du temps des fêtes approchaient. En raison de mon statut de pigiste, j'avais plusieurs soirées inscrites dans mon agenda, mais il n'y en avait pas une qui me tentait plus qu'une autre. «Fais un effort», me répétais-je sans cesse. Pour me sortir Philippe de la tête, j'avais grandement besoin de m'amuser et de me changer les idées. J'avais bien retrouvé une certaine sérénité depuis le début du mois de décembre, comme me l'avaient prédit tous mes amis *channels*, mais je sentais que Noël allait me déprimer, surtout que je devais partager mes enfants avec leur père... et leur prof !

Le dernier de ces partys était celui de VOX. Je me suis donc efforcée de sortir mes plus jolis vêtements et de me maquiller un peu pour l'occasion, question de rencontrer les standards d'image qu'imposait mon métier d'animatrice en pareille occasion. La soirée s'annonçait des plus ordinaires jusqu'à ce que j'aie la bonne idée de monter à l'étage jouer au billard avec quelques techniciens et réalisateurs que j'affectionnais tout particulièrement. Parmi eux, un jeune caméraman belge fraîchement débarqué au Québec deux ans auparavant. Il s'est empressé de me faire la cour et de m'inviter à danser. Soyez avertis, je peux tomber amoureuse de tout homme qui me fait rire ou danser!

Je n'ai pas eu le coup de foudre pour Laurent, mais il m'a bel et bien charmée. J'ai quand même filé en douce, telle Cendrillon sur le coup de minuit, mais sans lui laisser un de mes souliers. Sauf que j'étais plus facile à retracer que la jolie princesse, surtout pour un gars du métier qui travaille dans la même boîte que moi! Quand il m'a jointe par téléphone à la maison, j'en ai presque été soulagée puisqu'il fallait éclaircir un point entre lui et moi. Plein de gens nous avaient vus sortir de la salle de bain, disons un peu décoiffés, et après de longues minutes d'attente... Qu'est-ce qu'on allait répondre aux allusions des collègues? Alors j'étais là, pendue au bout du fil, à me confondre en excuses et en prétextes pour ne pas le revoir, parce qu'il était beaucoup trop jeune pour moi – trente-deux ans –, que j'avais des enfants, qu'on aurait à se croiser au bureau toutes les semaines et...

— Tu connais le dicton: *Don't fuck the pay roll*, bla, bla, bla...

Mais le bel Européen avait plus d'un tour dans son sac pour faire fléchir n'importe quelle femme dans la quarantaine en manque de romantisme. En fait, tout s'est joué en une seule phrase quand je lui ai demandé:

— Mais qu'est-ce qu'elles ont les femmes de trente ans pour que tu t'intéresses à une vieille de quarante-quatre ans?

— Ce n'est pas ce qu'elles ont, c'est ce qu'elles n'ont pas, m'a-t-il envoyé d'un ton assuré, un brin arrogant.

Touchée! Que répondre devant tant de lucidité. Quoi? C'est vrai, non? J'ai eu trente ans et je peux vous jurer qu'on est beaucoup plus douces et gentilles à quarante. L'énergie de la trentaine chez les femmes est formidable, bien sûr, elle nous fournit l'élan pour changer le monde, mais elle peut aussi être épuisante pour un partenaire. Or, le beau Laurent n'avait pas envie à cette période-là de sa vie de se faire bousculer par une fille qui veut casser la baraque ou, pire, en acheter une et fonder une famille! Une vieille de quarante-quatre ans offre l'avantage d'être un peu plus établie, maison et bébés étant déjà inscrits au patrimoine familial.

Vous dire à quel point il m'a fait du bien serait un euphémisme. Laurent venait non seulement combler un besoin d'affection, mais en plus, il m'apportait une douche de fraîcheur et un *boost* incroyable à l'ego! Une oasis sur mon parcours désertique des derniers mois. Certains vous auraient dit que mon ego n'avait nullement besoin d'être renforcé, mais ma personnalité blessée par tant de luttes intérieures s'en réjouissait, surtout quand le jeune amant stationnait sa petite mini Cooper bleu acier derrière la grosse Jeep noire (!) ou qu'il venait me rejoindre à la maison à la fin de mes soupers de filles mensuels. Il aurait fallu filmer mes amies pour les voir s'exciter et rivaliser de rires et de lignes séductrices à la simple vue d'un spécimen mâle de la jeune trentaine assis à ma table! Sans compter que cette aventure élargissait grandement la tranche d'âge des hommes auxquels je pouvais désormais espérer avoir accès! De trente à soixante ans, plus de restrictions, mesdames, on peut sans problème se permettre d'en rêver, même à la mi-quarantaine! Demi Moore et Janette Bertrand l'ont fait, pourquoi pas moi?

Pendant le congé de Noël, après avoir passé deux jours enfermée avec mon nouvel amant à la maison à boire du vin et à regarder Jack Bauer, de la série *24 heures chrono*, survivre à toutes les attaques les plus invraisemblables, le tout entre deux baises torrides, je suis sortie marcher avec mon chien... et j'ai croisé Philippe! Il m'a rejointe sous prétexte de prendre un peu l'air et, à brûle-pourpoint dans la conversation, il a lancé sur ma relation naissante quelque chose du style:

— Ça m'a quand même donné un petit choc quand j'ai vu la Cooper devant chez toi... surtout que j'ai toujours rêvé d'en avoir une!

Quelle ironie! Et quelle phrase typique de gars, en plus! Mais c'est aussi son genre d'humour un peu bidon qui me plaît bien!

Philippe ne ressentait peut-être qu'un centième de la douleur que j'avais pu éprouver à l'automne, de l'ordre d'un petit pincement à son orgueil de mâle qui a perdu une bagarre de territoire, comparativement à un poignard chauffé à blanc planté dans mon petit cœur déjà souffrant depuis l'arrivée de la Jeep sur ma rue. Mais qu'il s'agisse de la même peine ou d'une micropeine qui s'y apparente, ça m'apportait un certain sentiment de satisfaction. Je sais, c'est totalement puéril. N'empêche que je me réjouissais qu'il touche un tant soit peu à ma souffrance, juste pour ne pas être seule à la vivre. Une petite vengeance bien insignifiante et absolument indigne d'une femme supposée être en pleine «ascension spirituelle». Mais bon, on trouve nos réconforts là où on peut quand on est encore dans nos blessures karmiques de la troisième dimension !

*
**

J'aurais tellement aimé devenir follement amoureuse de Laurent. Mais ce n'est pas arrivé. Il avait tout pour me plaire pourtant... Beau, jeune, talentueux et amant formidable. On passait des soirées à discuter et je me plaisais au début à l'écouter rêver à ses projets de films et de documentaires. Il voyait en moi une muse, mais je n'étais malheureusement qu'une fille brisée désespérément à la recherche de la sortie de secours aux peines récurrentes.

Le week-end de mon anniversaire, je suis allée boire une bière dans un bar de Montréal avec Philippe pendant que sa blonde et mon amant travaillaient tous les deux une partie de la soirée. En retournant à la maison, j'ai eu le sentiment troublant qu'il y avait une grave erreur sur la personne. Ce n'était pas le bon gars qui était couché dans mon lit et pas la bonne fille dans celui de mon voisin. Mais je n'y pouvais rien, alors j'ai fait semblant. Semblant que l'amour avec un grand A peut se développer si on lui en donne la chance et un peu de temps, semblant qu'on peut se contenter d'une affection profonde et de sexualité quand le reste ne vient pas, semblant que... Jusqu'à ne plus pouvoir regarder Laurent en face quand je détectais dans ses yeux attendris le désir d'entendre un « Je t'aime » bien senti et que j'en étais parfaitement incapable.

En mars, j'ai mis un terme à notre relation pour toutes sortes de raisons, la principale se trouvant dans le fait que je n'arrivais pas à aimer un autre homme tant j'étais encore « emmurée » dans ma blessure et mon obsession de retrouver Philippe. Voici en quelques lignes les judicieux conseils de mes guides, qui m'ont enfin fait décrocher. Pas immédiatement. Il m'aura fallu trois autres interminables mois de détachement, mais j'ai fini par y arriver. Une peine d'amour d'un an pour trois mois de relation, c'est loooong ! L'équation complètement déséquilibrée démontre tout de même à quel point le passage de mon voisin dans ma vie amoureuse a été significatif et m'a propulsée vers la guérison. Ce nouveau message était en fait une réponse à une question qui me tenaillait depuis que les frères des étoiles m'avaient mentionné la possibilité toujours présente de créer des moments d'intimité avec lui alors qu'il était en relation avec une autre femme et semblait vouloir le rester.

∞ *Chère Âme bien aimée de la Source et accompagnée de nos vibrations dans cette étape de transformation, soyez bénie. N'est-il pas intéressant d'expérimenter toute cette intensité émotionnelle alors que votre Être s'est engagé sur le chemin initiatique en vue d'arriver à cette année 2012 totalement éveillé, prêt à accueillir le changement vibratoire ? Vous y êtes, chère Âme, en pèlerinage, accueillant la pleine mesure de la blessure derrière laquelle se trouve l'essence même de votre Être. Vous y êtes, chère fille de la collectivité du 11:11, vous qui avez accepté de vous reconnaître et de franchir la frontière illusoire des jeux de la personnalité, de l'ego qui s'attache à des croyances de l'ancien monde.*

Alors nous pourrions vous informer de la possibilité toujours présente d'expérimenter avec l'âme sœur Philippe des moments d'intimité, bien sûr, vu les liens énergétiques qui vous unissent toujours. Tou-

tefois, nous aimerions vous suggérer d'élever votre regard, de vous ouvrir à une perspective plus vaste pour prendre conscience que la sensation recherchée n'est point tributaire de la rencontre avec cet homme, puisqu'elle se trouve dans des régions encore inconnues, dans des probabilités que la personnalité ne peut percevoir, parce qu'encore emmurée dans la douleur, cristallisée dans un moment de votre temporalité, figée dans le « ici et maintenant » de cette expérience amoureuse. Alors, chère fille, amusons-nous quelque peu avec vous qui avez l'esprit mathématique particulièrement développé.

Imaginez en vous un prisme de cristal aux multiples facettes. Voyez au centre de ce cristal, qui vous représente, une intention de combler le vide provoqué par votre état intérieur actuel. Le résultat engendré par ce désir devient l'expérimentation du moment présent, puisque c'est un miroir de l'état de manque que vous y projetez. Et votre personnalité a l'impression qu'elle ne sera en paix que le jour où la quête de l'Âme accompagnatrice parfaite sera comblée. Toutefois, l'Être que vous êtes sait déjà qu'il en va tout autrement, puisque le prisme doit d'abord porter en son centre la sensation du plein recherché, et cela avant même de pouvoir l'attirer dans l'expérience de la matière.

Et cette sensation ne peut être comblée que par un partenaire qui aura l'équivalence vibratoire de la sensation du duo amoureux idéal recherchée par votre véritable nature. Mais voilà qu'au centre de votre prisme, nous retrouvons une contradiction qui provoque une contraction, qui à son tour provoque de la douleur. Ce que vous recherchez véritablement ne se trouve pas présentement chez l'Être compagnon voisin, d'où l'écart grandissant entre les deux personnalités. Vous nous saisissez ? Sachez que vous influencez à chaque instant, par la lumière que vous projetez, les expérimentations vécues, et la part qui appartient au hasard est infinitésimale en ce qui vous concerne, puisque vous avez choisi l'initiation à la conscience éveillée en cette vie... ∞

Pause ! Il faut que je laisse mûrir ces nouveaux enseignements un moment...

CHAPITRE 16

Le prisme de cristal

Que veulent dire les guides ? D'abord le préambule : ∞ *Chère Âme bien aimée de la Source...* ∞ Il faut savoir que tout message de l'au-delà utilise ce genre de langage élogieux et bienveillant, et qu'il est plutôt rare que les guides nous traitent comme des nulles, des moins que rien ! Tous les êtres humains sont des « Âmes bien aimées de la Source » et ils sont accompagnés de présences énergétiques tout au long de leur voyage sur Terre.

Cela dit, la suite du message devient plutôt intrigante puisque les guides m'informent que j'ai choisi ce chemin initiatique douloureux ∞ *pour que mon Être arrive en 2012 éveillé et prêt pour le changement vibratoire* ∞.

Sachez que j'ai lu ce message datant de l'hiver 2008 des dizaines de fois et que je n'en saisis toute la portée qu'en écrivant ces lignes, soit trois années plus tard ! En fait, il fallait que je vive dans chacune de mes cellules un minimum de changement pour intégrer ce que signifie l'élévation vibratoire et la bascule de Conscience prévue pour l'année 2012. Et il fallait aussi que je ressente un tant soit peu la plénitude intérieure pour me permettre de la comparer avec le vide que j'éprouvais à cette époque. Mais nous reviendrons sur ces notions de bascule un peu plus loin dans ce livre.

D'ici là, comment comprendre une phrase comme ∞ *chère fille de la collectivité du 11:11 ayant accepté de se reconnaître...* ∞ sans avoir suivi un cours d'«au-delà 101» sur ce genre de concepts totalement abstraits et dépourvus de points de repère dans notre dimension? Il aura fallu que je pose une tonne de questions à plusieurs *channels* pour comprendre au fil des ans que les chiffres alignés 11:11 ne sont en somme qu'un code de reconnaissance pour les éclaireurs de cette planète. Quand un des millions d'éclaireurs incarnés actuellement sur cette Terre voit ces chiffres alignés sur un cadran ou ailleurs, une mémoire cellulaire s'éveille, lui permettant avant tout de se reconnaître comme un Être venu participer activement à la bascule de Conscience en tant que phare.

Et que fait un phare? Il éclaire, d'où le terme «éclaireur». En d'autres mots, c'est une façon de se reconnaître en tant que rayon de lumière, ou duo Âme-Esprit incarné dans un corps de matière qui veut rayonner pour donner envie aux autres d'en faire autant. Dans les ateliers, quand j'enseigne l'écriture inspirée, par exemple, je demande souvent aux gens dans la salle combien d'entre eux voient régulièrement 11 h 11, et les trois quarts, parfois plus, lèvent la main. Personnellement, je vois cette heure partout tous les jours depuis ma tendre jeunesse, et mes vieux amis se sont toujours moqués de moi à cause de cette lubie. Quand une copine m'a envoyé un courriel, il y a de cela environ dix ans, pour me dire que d'autres «flyés comme moi» voyaient régulièrement ce 11 h 11 et qu'ils avaient même créé un site internet, j'ai découvert avec joie que je n'étais pas la seule «illuminée» de mon clan!

Il semble aussi que ∞ *la sensation recherchée* ∞, celle d'être en amour avec le bon gars, comme on dit, ne se trouvait pas dans la relation avec Philippe, pas à cette période-là du moins.

«Dites-moi quelque chose que je ne sais pas déjà!»

Évidemment que je savais cela! Mais je n'arrivais quand même pas à décrocher. Sauf que les guides m'ont fait réaliser que je me comportais comme un naufragé s'accrochant à sa bouée dans le brouillard alors qu'il se trouve sans le savoir à quelques mètres de la rive. Je ne percevais pas la vue d'ensemble, je me croyais perdue dans un labyrinthe sans fin, et pourtant la sortie se trouvait à deux pas de moi.

Ce que je retiens le plus de ce message très puissant, c'est le passage sur le prisme de cristal que nous portons tous, celui qu'on appelle aussi le cœur solaire, qui est la véritable source d'Amour des êtres humains, source qui est située juste à côté du cœur physique, au milieu de la poitrine. Mon cœur solaire, voilé par un plexus souffrant et en lambeaux, reflétait ce qu'il porte, c'est-à-dire le vide. Et quand on comprend les fameuses lois de l'attraction, qu'on accepte le concept que chaque Être est un créateur et qu'il attire ce qu'il porte, on peut aussi concevoir qu'on s'attire des relations vides quand on projette le vide à partir de notre cœur solaire.

Or, puisque je n'avais pas encore guéri toutes mes blessures associées à l'amour, puisque je n'avais pas atteint les vibrations plus élevées de mon Être, je m'étais attiré avec Philippe un amour impossible à concrétiser. En somme, cet homme me permettait d'expérimenter ce que je portais à ce moment-là, et non pas ce que je savais être l'idéal avec un grand I dans les plus hautes sphères de mon âme.

Je ne veux pas dire non plus que toute ma relation avec Laurent avait été vide de sens, au contraire. Je l'aimais, d'une certaine façon, sans toutefois être « amoureuse » et pouvoir créer avec lui le duo souhaité, puisque je ne vibrais toujours pas à la fréquence requise pour le manifester. Mais quelle est cette fréquence ? Où sont situées ces « régions inconnues » qui permettent d'attirer l'idéal ? J'allais sans doute le découvrir dans les mois à venir... du moins je l'espérais ardemment.

∞ *À chaque instant, vous influencez, par la lumière que vous projetez, les expérimentations vécues.* ∞

Voilà un enseignement universel qui nous rappelle combien il faut être conscient de ce qu'on projette pour mieux s'attirer ce qu'on souhaite réellement créer dans nos vies. Si on projette nos ombres – la part de soi qui n'est pas alignée et qui réagit en fonction de ses blessures –, on ne s'attire que des expériences de fréquences similaires. C'est de la physique pure. En revanche, si on projette toute notre lumière, si on irradie en tout temps la partie la plus vibrante de soi, alors on manifeste à la vitesse de l'éclair des créations amoureuses de hautes vibrations. C'est simple, non ?

Il faut juste être plein pour s'attirer la plénitude relationnelle, être guéri et savoir le mettre en évidence...

Pas si simple que ça, finalement !

CHAPITRE 17

Le point de chute karmique

On a beau avoir compris intellectuellement un concept, l'intégrer est une tout autre affaire. Au bout de deux mois de séparation donc, j'ai rappelé Laurent... pour finir dans son lit en moins de temps qu'il n'en faut pour dire « non merci ! » Et j'ai pleuré toutes les larmes de mon corps après avoir fait l'amour en réalisant que j'éprouvais réellement des sentiments pour cet homme, sans pour autant pouvoir bâtir un avenir avec lui.

Au fait, combien d'hommes puis-je aimer ? La question se pose, non ? Combien de partenaires, réels ou potentiels, peut-on aimer dans une vie ? Peut-on en aimer plusieurs en même temps ? Et quel pourcentage d'entre eux peut rencontrer les critères de l'idéal amoureux ?

Je me souviens qu'au début de la vingtaine je ne me décidais pas à choisir un chum parce que je les aimais tous, sans pour autant tomber en amour.

Je vous le jure, l'expression «Je les aime tous!» est même devenue une de mes préférées au fil du temps et, on le sait, il y a un fond de vérité dans toute blague. Alors j'aimais littéralement tous les gars que je rencontrais, ou presque, et je ne pouvais me résigner à m'engager avec un seul. De toute façon, celui que je voulais vraiment était déjà pris avec ma grande amie. Cela a d'ailleurs été ma première grande peine de trahison, après celle liée à la mort violente de mon père. À dix-sept ans, j'étais follement amoureuse de Martin, un joueur de football du cégep, qui a finalement choisi mon amie Martine pendant que j'étais en Gaspésie quelques semaines pour un travail d'été. J'ai appris à mon retour qu'ils sortaient ensemble et je ne m'en suis remise que quatre ans plus tard.

Vous voyez que je pars de très loin en matière de guérison amoureuse!

Au cours de cette période, je m'amusais à conquérir ceux qui me plaisaient le plus, puis je partais en courant quand le temps était venu d'aller plus loin dans la relation. Ou bien je devenais amoureuse d'Européens avec qui il n'y avait aucune possibilité de relation à long terme. J'ai eu mon premier vrai chum à l'âge de vingt-trois ans, mais c'était plus par désir d'explorer la vie de couple que j'avais finalement consenti à m'engager. Puis, l'amour fou s'est enfin présenté à l'âge de vingt-six ans quand j'ai fait la connaissance d'un journaliste de treize ans mon aîné, Bertrand, que j'ai «reconnu» en le côtoyant au palais de justice. Il couvrait pour un grand quotidien montréalais le même procès que moi pour la télé. Dans la salle d'audience, je ne le quittais pas des yeux de toute la journée, au point de m'en donner un torticolis, tellement l'attraction était forte! Le charme taciturne de Bertrand exerçait une véritable fascination sur moi. Il était beau, cultivé, il savait parler aux femmes, jouait de la guitare comme un dieu... et il était très, très torturé.

J'ai vécu avec lui une relation totalement dysfonctionnelle pendant quatre ans, lui qui était jaloux et possessif de façon maladive, et moi qui étais totalement dépendante affective, au point d'endurer la peine profonde que cela me causait pendant tout ce temps. Pourtant, je l'aimais tellement. Mais l'amour peut aussi nous détruire quand on l'utilise inconsciemment comme outil pour rencontrer nos plus grosses blessures. D'ailleurs, les relations intimes sont à mes yeux le terrain de jeu le plus propice pour éveiller nos thèmes karmiques et faire remonter nos blessures les plus secrètes. Nos partenaires deviennent alors des acteurs privilégiés pour nous donner la réplique et nous foutre des miroirs grossissants en plein visage. Je peux dire aujourd'hui que les hommes de ma vie ont été mes plus grands enseignants, et pour cette raison je les aime encore tous inconditionnellement, malgré les souffrances qu'on a pu s'infliger mutuellement.

Je vous disais donc que je suis retombée dans les bras de Laurent pour un bref moment, juste le temps de vivre une autre peine de trahison insoutenable dans une scène déterminante dont il était un acteur de soutien indispensable. Toute chose étant relative, la douleur qui en a découlé était liée beaucoup plus à mon interprétation des événements qu'à une lecture objective de la réalité. Et puisque dans cette vie la trahison passe très souvent par des femmes, j'ai «invité» une connaissance à venir tenir le rôle principal dans ma tragédie grecque du moment. Je n'ai pas vraiment de difficulté à laisser un compagnon

de route quand la relation s'effrite, étant donné que
je suis toujours guidée par mon idéal, mais je me
remettais encore très mal à cette époque du fait
qu'une autre femme parte avec l'objet de mon désir.
Un week-end de mai, Laurent m'a demandé
d'organiser un petit souper pour accueillir son meilleur ami, un Belge venu en visite au Québec pour
se remettre d'une dure séparation. Le but à peine
voilé de mon jeune amant était de présenter une
jolie Québécoise à son copain pour le distraire et lui
faire oublier ses malheurs matrimoniaux. Je n'avais
aucunement envie de jouer les entremetteuses, bien
que j'adore ce rôle en temps normal et que je le
fais plutôt bien en plus, ayant provoqué l'union de
plusieurs couples heureux au fil des ans. Non, je
n'avais pas du tout le cœur à la fête et aux amou-
rettes de voyage, parce que je venais d'apprendre
par un collègue que le réseau VOX ne renouvelait
pas mon contrat d'animatrice. Mon patron avait juste
«oublié» de m'en informer avant de convoquer une
réunion avec toute mon équipe! Oh, chère trahison,
quand tu me tiens... Encore! Et j'étais loin de me
douter que j'allais en vivre une autre aussi tôt!

J'ai finalement consenti à inviter une fille que
je savais célibataire depuis peu pour faire plaisir
à tout le monde et me débarrasser élégamment de
cette obligation. Or, la suite a été tout sauf élégante!

Laurent est arrivé chez moi le vendredi après-
midi avec son ami. En lui serrant la main, je me suis
entendue penser : «Oh boy, je suis dans la merde!»

J'ai reconnu cet homme au premier regard. Pas
physiquement, bien sûr, malgré un style que j'aimais
bien, soit un air à la Bernard Derome en plus jeune
et complètement chauve. C'était assurément une
connexion vibratoire immédiate! Je le reconnaissais

dans toute son essence d'éclaireur sans toutefois pouvoir l'identifier sur le coup. J'étais certaine d'avoir vécu plusieurs vies avec lui dans mon entourage. Et j'aurais tout le week-end pour confirmer mes sensations, puisque je devais aussi lui servir de guide touristique pendant que mon amant travaillait.

Le dimanche, en promenade sur le mont Royal, je lui ai d'ailleurs lancé :

— Ça va te paraître bizarre, mais je te reconnais, et ce n'est pas de cette vie-ci !

Je m'attendais à ce qu'il se moque de moi. Au contraire, il a fait preuve d'une grande ouverture et semblait ressentir la même chose en ma présence.

Ce type de reconnaissance énergétique m'arrive de plus en plus souvent, pas toujours au premier coup d'œil cependant. J'avais reconnu Philippe de la même façon, mais seulement au bout de quelques semaines. Cette fois, ç'avait été instantané. Troublant ! Très, très troublant même, d'autant plus qu'il était le meilleur ami du gars avec qui j'allais dormir ce soir-là...

La suite des choses est une cascade d'imbroglios et de non-dits qui se sont terminés en mélodrame de série B digne d'un mauvais scénario de *Beautés désespérées* ! La fille que j'avais invitée à souper a fini avec le beau Belge quelques jours plus tard. Et cela même si je lui avais demandé gentiment de ne pas le relancer en argumentant qu'il repartait sous peu dans son pays et que j'avais eu un coup de foudre sur tous les plans pour lui, me forçant à mettre un terme définitif à ma relation qui n'avait plus de sens avec Laurent.

Re-haute trahison ! Une autre femme que j'aimais bien et en qui j'avais confiance qui couchait avec le gars que je convoitais ! Je vous passe les détails de la discussion tordue qui a suivi avec elle et le froid que cela a jeté sur notre relation. Pour conclure, quand le Belge est retourné à Bruxelles, j'ai mis tout l'été à me remettre de cette nouvelle blessure! Même douleur vive au plexus que l'automne précédent, même mal de cœur en pensant à cette fille, même obsession à vouloir rétablir les faits dans ma tête et à essayer de réécrire la scène autrement pour qu'elle tourne à mon avantage. Et en plus, j'ai fait de la peine à Laurent, qui n'a pas compris tout ce qui se passait à l'arrière-scène. La douleur portait deux visages : je me sentais à la fois trahie et coupable d'avoir causé un sentiment similaire à mon jeune compagnon.

Toute cette cascade d'émotions fortes m'a fait basculer dans un espace très intense de ma «guérison», que je n'aurais certainement pas a priori nommée de la sorte, mais qui était prévue dans mon «Grand Plan de Vie». Quand on est au cœur de la tempête, on ne voit pas la douleur comme une guérison. On l'interprète plutôt en fonction du thème qu'on porte, dans mon cas la trahison. Et la petite fille blessée en moi voyait l'autre femme comme la bitch de service à abattre, et le Belge comme un imbécile qui n'a rien compris.

Je jouais bien sûr le rôle de la pauvre petite victime dans tout ce scénario hollywoodien pathétique. Aussi insignifiant que cela puisse paraître vu de l'extérieur, cet épisode m'a fait vivre tant de souffrances, en réveillant à nouveau ma blessure dormante, que j'ai compris comment certaines personnes, à la suite d'un choc émotionnel, développent une psychose et peuvent totalement disjoncter. J'utilise le mot «insignifiant» volontairement, parce que je sais à quel point on juge facilement les autres quand ils se retrouvent dans une histoire pareille. Il n'était même pas mon amoureux, et elle n'était pas mon amie. J'aurais dû rire de ce moment infantile et continuer ma route sans sourciller, mais je le vivais comme si l'homme de ma vie était parti avec ma sœur! D'où l'importance de ne pas juger le niveau de souffrance des autres à partir des apparences quand on ne soupçonne pas l'intensité du feu que cela peut éveiller dans le plexus...

Maintenant, reprenons cette scène fort importante vue d'en haut, au deuxième niveau du théâtre de ma vie, pour observer comment la trahison, ou tout autre thème karmique, se joue à partir d'une interprétation en fonction de nos charges mémorielles qui s'accumulent depuis plusieurs vies. D'un point de vue cosmique, il n'existe ni trahison, ni abandon, ni jugement, ni humiliation, ni rien qui puisse altérer l'essence même de l'Être. Et puisque nous sommes les créateurs de notre histoire, nous nous trahissons, ou nous nous abandonnons, ou nous nous humilions TOUJOURS nous-mêmes. Comment? Voici le «scène à scène» de ce nouvel épisode, en commençant la veille du week-end fatidique...

Vingt-quatre heures avant la soirée, alors que je me remettais à peine de la trahison professionnelle de mon patron, j'ai accepté à contrecœur d'organiser ce souper dans le seul but de plaire à mon amant. Dès le départ, j'ai abaissé ma vibration en ne respectant pas mon propre besoin de faire ça simple, lui et moi seuls avec son ami belge. Je n'ai pas écouté mon malaise, qui me disait pourtant qu'inviter une autre fille était déplacé, de mon point de vue du moins. Puis quand j'ai aperçu la copine «par hasard» (mais on sait qu'il n'y a que des synchronicités dans la vie), je n'ai pas écouté non plus tout mon corps qui, sous forme de mal-être diffus partant du bas de mon ventre, dans le hara, et s'élevant jusqu'à ma gorge, me hurlait de ne pas l'inviter. Je me suis plutôt entendue lui dire, surprise de moi-même :

— Hé, qu'est-ce que tu fais demain soir ?

Pas fort ! Une fois ces paroles prononcées, j'ai ressenti un profond malaise. Il faut croire qu'il me fallait vivre cette expérience pour comprendre comment on crée notre réalité et comment on se fait violence chaque fois qu'on se manque d'amour en acceptant de faire des choses dont on n'a pas envie ou qui nous troublent. J'ai carrément appelé à moi toute cette expérience qui m'a projetée dans une crise émotionnelle insoupçonnée pour une fois de plus rencontrer les thèmes que je porte et reconnaître les situations que je répète en boucle, sans réaliser que j'en étais la seule responsable.

Il m'a fallu trois mois pour décortiquer la situation, accepter mon rôle de créatrice dans ce scénario et me sortir de la position de victime. Trois mois à pleurer et à fuir à la campagne les week-ends chez une amie qui m'accueillait dans toute ma folie, sans me juger. Trois mois à méditer, à observer les oiseaux, à contempler son petit lac, à marcher dans le bois et à tenter de trouver un sens à ce qui n'en avait aucun, puisque je me jugeais et m'autoflagellais d'être aussi imbécile, vulnérable, faible, sensible, fragile, moumoune et quoi d'autre encore ? J'aurais tellement voulu être forte et passer par-dessus ce petit triangle amoureux de niveau collégial sans broncher…

Mais il en allait tout autrement.

CHAPITRE 18

Le début de ma guérison

L e samedi précédant l'anniversaire de ma fille, en juin 2008, s'est avéré une des journées les plus difficiles de ma vie... jusque-là du moins. Je devais afficher une mine joyeuse alors que j'avais la mort dans l'âme. Je savais que Laurent, son ami belge et sa nouvelle amante soupaient tous ensemble tout près de chez moi pendant que je faisais la G.O. devant une trâlée de petites filles en liesse dans la rue. Heureusement que je suis bien entourée dans la vie. Le père de mes enfants s'est transformé ce soir-là en psychologue de circonstance, et mon amie Anne-Marie, en thérapeute de l'au-delà très efficace !

Voici le message reçu au lendemain de cette fête, qui m'a apporté une toute nouvelle perspective de la situation, quand on la regarde au deuxième niveau bien sûr.

∞ *Chère Âme, le cycle actuel qui vous permet d'accéder à la libération des charges mémorielles fait en sorte que votre personnalité (ego) vibre dans une forte intensité, à la frontière de sa capacité d'endurance. Le centre de votre corps, le plexus solaire, brûle pour ainsi dire les dernières cristallisations afin d'offrir l'espace nécessaire à l'accueil de cet Être compagnon que vous appelez pour pouvoir expérimenter l'Amour à l'intérieur d'un duo amoureux. Cela est. Toutefois, les mémoires de douleur associées à l'expression et à la manifestation de l'Amour ne sont que pures illusions, et elles doivent s'estomper pour faire place à la sensation de paix qui permet l'ouverture nécessaire à l'accueil de ce compagnon, âme sœur dans la complicité du couple. Comme l'appel est insistant, il faut que le processus de nettoyage s'accentue, ce qui est actuellement le cas, n'est-il pas ? Cela à votre demande, sachez-le. Le demandez-vous encore ? Voyez que la douleur est une indication très claire quant à savoir qui est l'Être que vous attendez. Non point de douleur dans l'expression de l'Amour, chère Âme. Non point de douleur. Le feu ressenti au centre du corps, les nausées, les lourdes charges dans la région du cœur ne sont que des manifestations du processus de libération dont nous vous entretenons.*

Votre personnalité appelle et attire dans un mouvement exponentiel les expériences qui vont permettre sa libération. Cela jusqu'au point de chute. Ne dit-on point « expérience de chute karmique » ? C'est ce point focal où les douleurs émotionnelles, physiologiques, spirituelles vont basculer et faire place à la sensation tant recherchée par l'Être. Il s'agit ici de la sensation réelle de reconnaissance de l'Âme unifiée en son corps, libérée des illusions de séparation, observant sa propre nature, liée à celle de toutes les autres

Âmes, ce qui comprend tous les acteurs de la présente expérience. TOUS les acteurs, disons-nous.

Chère fille bien aimée, nous allons maintenant vous entretenir à un second niveau, celui qui importe actuellement et pour lequel l'expérience se poursuit dans le moment présent de votre existence. Sachez que l'Amour inconditionnel circule dans chacun des protagonistes de la présente expérience. Ils sont tous, nous insistons, TOUS, des compagnons privilégiés unis ensemble pour vous permettre de faire ce passage initiatique afin que vous puissiez libérer l'Essence primordiale de votre Être. Vous le savez, vous avez à œuvrer à la tâche pour laquelle vous avez accepté la présente incarnation. Chère éclaireure, vous êtes appelée à prendre les devants afin de guider vos frères et sœurs de cette humanité. Cela est accepté par votre personnalité en chacune de ses composantes, n'est-il pas ? Cet appel de l'éclaireur est puissant. Les événements iront en s'accentuant dans ce rôle. Vous aurez à prendre la parole publiquement dans une action de plus en plus exigeante. Vous aurez besoin de la pleine concentration de chaque aspect de ce que vous êtes. Alors le temps presse pour vous, chère fille, de libérer les derniers résidus qui obstruent votre canal et empêchent en quelque sorte la pleine présence de votre Âme incarnée en ce corps que vous avez choisi.

Ce que nous sommes à vous transmettre est qu'il gravite autour de vous des Êtres qui, par leurs actions, travaillent intensément à faire éclore votre nature divine. Voilà leur propre mission. Nous voyons ici ce frère de la lignée du 11:11 que vous avez reconnu instantanément dans la personnalité de l'ami belge. Il est venu à votre appel pour créer une onde de choc. Nous pouvons également vous transmettre que cet

Être, la personnalité féminine, est tout aussi complice dans l'Amour, en ayant accepté un rôle plus ingrat afin de vous accompagner et de vous propulser dans ce passage initiatique.

Comprenez toute l'importance de ce que nous cherchons à vous exprimer. La sensation de trahison est pure illusion. Pourquoi croyez-vous donc que toute cette pièce de théâtre, qui se joue actuellement, s'inscrit à l'intérieur même de votre lieu de résidence ? Vous êtes pour ainsi dire dans les loges, au premier rang, afin d'accéder à la pleine libération cellulaire pour permettre l'incorporation pleine et entière de votre Âme dans tout votre Être. Et pour ce faire, la proximité est le plus grand propulseur.

Nous vous le répétons, chaque Être autour de vous est ami de la famille, complice, allié, dans un mandat d'éveil et de libération de votre Essence qui doit absolument prendre de l'expansion pour parachever la mission d'incarnation en tant qu'éclaireur de la première ligne, si nous pouvons faire image. Nous comprenez-vous ? Point de trahison dans la vérité des choses. Illusions en boucle, dans la répétition, afin de VOIR. Le temps est venu de VOIR, chère Âme. Vous en avez la capacité. Vous y êtes. Chaque fois qu'il y a douleur, il y a illusion. La vérité est paix, et à l'intérieur de cette paix, l'Âme peut se déployer et manifester sa puissance. Dans cette vérité de l'Être, l'Amour peut s'exprimer.

Le compagnon complice et âme sœur qui sera votre partenaire dans une orientation de couple n'est point encore présent, puisqu'il peut se manifester dans la matière uniquement lorsque l'Âme vibre en sa pleine Essence, dans sa propre corde. Actuellement, chère fille, vous êtes comme l'oiseau qui a percé la coquille l'enveloppant et qui cherche à déployer ses ailes

dans un mouvement encore quelque peu tremblant,
pourrions-nous exprimer. Dans le processus, vous
êtes accompagnée par plusieurs frères et sœurs qui
vous soutiennent ou accélèrent le processus. Remer-
ciez, vous êtes bénie. Pour contribuer à libérer cette
humanité, il faut bien commencer par accéder à votre
propre sensation de liberté, n'est-ce pas ? Nous vous
aimons. ∞

« Moi aussi je vous aime, d'abord ! »
Mais ce n'est pas du tout ce que j'avais envie
d'entendre.

J'aurais préféré qu'on me dise que la fille en
question était une vieille sorcière m'ayant jeté un
sort, que la Bête belge allait m'en libérer en se trans-
formant en prince charmant au premier baiser. Si
seulement j'avais pu lui en donner un avant qu'il
reparte ! Pour que je vive au plus vite, avec lui ou
un autre, un conte de fées merveilleux comme ceux
qui ont bercé mon enfance. Dire que je les ai aussi
racontés à mes enfants, à quelques détails près...
Déjà un peu désabusée, j'ajoutais à chaque histoire, avec un brin de cynisme, que Cendrillon, la
Belle, Blanche-Neige et les autres finissent toutes en
mégères ronchonneuses dans un vieux château glacial et décrépit, forcées de faire le ménage et la vaisselle pour leurs douze enfants, parce que le Prince
est parti avec une plus jeune et tous les serviteurs...
Et il paraît en plus que j'ai demandé à vivre cette
expérience traumatisante... Ce qu'il faut être maso !
∞ *La demandez-vous encore ?* ∞
« NON, MERCI ! Est-ce qu'on peut changer le
scénario maintenant ? »
Il semble que oui, et c'est précisément ce que
j'allais m'employer à faire, mais il me fallait avant

tout assimiler cette nouvelle information, qui m'avait sur le coup choquée bien plus que soulagée. Choquée parce que je ne voulais pas croire que cette désormais ex-amie pouvait être une «alliée», que l'amour inconditionnel circulait en elle, même si je sais très bien, intellectuellement du moins, que c'est le cas pour chaque être humain. L'énergie universelle qu'on appelle l'«Amour» circule en chacun de nous. En elle, en moi et dans le dernier des meurtriers en série comme dans les plus grands Maîtres de cette planète. Je ne voulais pas le croire, et pourtant je la remercie aujourd'hui. À elle et aux autres acteurs qui ont accepté les rôles de soutien ingrats pour me faire ressentir la trahison, l'abandon ou le rejet et qui ont ainsi contribué avec brio à me pousser vers la maîtrise, je vous dis merci!

Un des enseignements clés de ce message se trouve toutefois dans cette petite phrase: ∞ *Non point de douleur dans l'expression de l'Amour. Non point de douleur.* ∞

En lisant ces quelques mots, j'ai soudainement accédé à une compréhension plus globale d'un aspect de toutes mes relations amoureuses. Depuis la mort de mon père, en fait, mes relations amoureuses avaient toujours été douloureuses, ce qui me forçait à constater que je n'avais jamais connu l'Amour véritable. Je n'avais pas encore goûté à cet Amour qui nous accompagne dans notre mouvement créateur de vie comme un propulseur et non pas comme un empêcheur de tourner en rond. Le vrai Amour qui apporte la joie pure et non la peine, celui qu'on célèbre chaque instant en dehors des zones de conflits. Je ne l'avais jamais vécu, même si j'avais aimé de toutes mes forces chacun des hommes de ma vie. Je ne dis pas que le sentiment en soi était tout faux, mais plutôt voilé, altéré par mes blessures qui nourrissaient ma dépendance affective et mon fort désir d'être en couple. Pour très peu de meilleur et beaucoup de pire. Que de conditionnement! Nous sommes programmés dès le plus bas âge pour entrer dans un moule et rêver d'une relation idyllique, alors que l'Amour réel se trouve dans un tout autre espace que je ne pouvais pas encore définir à cette étape de ma guérison.

∞ *Voyez que la douleur est une indication très claire quant à savoir qui est l'Être que vous attendez.* ∞

Cela avait l'avantage d'être clair. Quand il y a une quelconque forme de douleur, et on ne parle pas ici de petits malentendus ou de divergences d'opinion qui se règlent autour d'un bon repas dans le respect, mais bien de souffrance, ce n'est tout simplement pas de l'Amour dans sa forme idéale. Or, combien de gens peuvent se vanter de vivre une relation amoureuse exempte de douleur? Personnellement, je connais très peu de couples qui expérimentent ce type de relation, mais ceux qui rencontrent ce critère précis dans mon entourage sèment beaucoup d'espoir en moi. Merci pour l'exemple.

Là où ça m'inquiétait un peu plus, c'est quand les guides expliquaient que ∞ *j'appelle et attire dans un mouvement exponentiel les expériences qui vont permettre une libération. L'expérience de chute karmique* ∞, disaient-ils.

L'expression en soi faisait déjà mal! Sans compter que je croyais m'en être sortie! Il paraît, de plus, qu'une chute karmique peut durer des années…

Et je n'avais aucune idée de la façon dont se traduit dans l'expérience humaine ∞ *la sensation réelle*
de reconnaissance de l'Âme unifiée en son corps ∞,
qui semble être le cadeau après la chute douloureuse imposée par mon karma. Qu'à cela ne tienne,
je serais désormais patiente dans ma quête amoureuse pour laquelle je n'avais finalement aucun
repère, mais qui me semblait encore plus essentielle,
d'un point de vue spirituel du moins.

Revenons donc à ma pièce de théâtre. N'est-il
pas intéressant de constater que toute cette tragédie
se jouait tout près de chez moi, sur un territoire que
j'ai rebaptisé mon «terrain de jeu karmique», entre
deux coins de rues de ma petite banlieue? Je peux
vous jurer que la promiscuité est un facteur aggra-
vant par excellence. Et tous les acteurs seraient des
∞ *compagnons privilégiés, unis ensemble pour me*
permettre de franchir ce passage initiatique ∞?

Le Belge que j'ai reconnu aussitôt que je lui ai
serré la main serait en fait un frère de la lignée du
11:11, donc un autre éclaireur venu m'aveugler de sa
lumière, si je comprenais bien ce langage très ésotérique. Et il semble qu'il avait répondu à ∞ *mon appel*
pour créer une onde de choc ∞, comme s'il me disait:

«Allô, c'est moi, ton ami du cosmos qui vient
te faire suer un peu pour t'aider à te libérer de tes
charges émotionnelles. Ça te va?

— Ça m'irait mieux si tu étais venu pour m'emporter sur ton grand cheval blanc, plutôt que de me
faire pleurer à la campagne devant mon amie qui
ne comprend rien de ma douleur complètement
tordue.»

Mais il semble que le temps était venu pour moi
de déboulonner les mythes, de faire la guerre aux
vieilles croyances et de créer un nouveau terreau

beaucoup plus fertile pour cultiver une relation de couple sans douleur. Alors merci à mon frère des étoiles, celui qui allait d'ailleurs devenir par la suite un véritable ami à qui je parle encore régulièrement via Skype... Vive la technologie, ça rapproche les âmes sœurs de partout dans le monde !

∞ *Le compagnon complice et âme sœur qui sera votre partenaire dans une orientation de couple n'est point encore connu par la personnalité, puisqu'il peut se manifester uniquement dans la matière lorsque l'Âme vibre en sa pleine Essence...* ∞

Il faut croire que mon projet était encore quelque peu retardé ! J'allais devoir prendre mon mal en patience et travailler à remplir, à l'intérieur de moi, cet espace qui saurait attirer un Être plus approprié à ma vibration en pleine mutation.

J'ai donc mis le cap sur la guérison, en me rappelant que l'idéal amoureux demeurait mon phare. Et la solitude, mon alliée, pour un temps du moins, pour me permettre de faire le plein d'amour de moi.

CHAPITRE 19

Les conseils du Maître

C'est fou ce que c'est long l'intégration. J'ai moi-même choisi et retransmis un message du Maître Saint-Germain sur le pardon et la rédemption dans le livre *Le Maître en soi*, texte que j'ai lu et relu à plusieurs reprises avant la publication, et pourtant, je n'en avais pas saisi la moitié ! Il a fallu que je relise à nouveau mon propre chapitre pour mettre enfin en pratique les notions qui y sont enseignées. Dans ce dernier texte fort inspirant du livre, le Maître Saint-Germain enseigne que le pardon est à toute fin pratique inutile, parce qu'il s'accompagne trop souvent d'une forme de culpabilité. Si on ne pardonne pas, on se sent généralement coupable par omission, et si on pardonne, on peut se sentir coupable de se trahir soi-même dans le processus en reniant notre Être véritable.

Or, ce qu'on recherche vraiment comme humain, dans un chemin d'évolution, c'est la rédemption.

Et comment atteindre la rédemption? En cessant de jouer dans le scénario de l'autre. Ça paraît très simple, mais ce n'est pas facile à mettre en pratique quand on ressent la charge énergétique de la blessure à temps plein ou qu'on est constamment en contact avec la personne qui nous a trahi ou agressé.

Après plusieurs semaines de réflexion et de tentatives infructueuses à me sortir de cette spirale émotionnelle, j'ai posé LA question au Maître Saint-Germain pour savoir comment je pouvais dissoudre les images mentales du scénario entre l'ami belge et l'autre fille, images qui m'assaillaient et dont je n'arrivais pas à me débarrasser, peu importe la technique de diversion employée. Il m'a alors proposé un petit exercice énergétique plutôt efficace auquel j'ai dû avoir recours par la suite à quelques reprises dans des situations de trahison similaires. Il faut comprendre que tout conflit relationnel porte également une charge vibratoire se situant au-delà de la matière. Pour pacifier une situation, il est donc important de le faire autant dans l'énergie que dans la «vraie vie» avec la personne concernée.

Une nuit, à la fin de l'été, alors que je faisais encore de l'insomnie liée à cette situation, j'ai décidé de tenter l'expérience. Je me suis levée et j'ai médité dans mon salon, question d'élever ma vibration, tel que me l'avait prescrit le Maître. Puis j'ai appelé l'Âme de cette fille et j'ai attendu de ressentir sa vibration avant de lui parler. Au bout de quelques secondes, j'ai entendu un gros craquement insolite dans le corridor et je me suis mise à rire: «O.K., je crois qu'elle vient d'arriver!» Je vous le jure, j'ai vraiment senti que son énergie venait de se présenter dans la pièce et que je pouvais commencer.

L'exercice consistait essentiellement à nommer ce qui m'avait blessée, sans aucune charge émotionnelle et sans accusation, puisqu'on sait qu'il faut deux joueurs pour créer un conflit et qu'on est toujours responsable de notre part de cette création. J'ai donc pris mon temps pour exprimer, dans l'amour inconditionnel, tout ce qui m'avait blessée dans la situation avec l'ami belge, très consciente qu'il s'agissait bien sûr de mon interprétation des événements, de ma lecture personnelle, qu'elle soit juste ou pas. Au bout de quelques minutes, je l'ai remerciée d'avoir répondu à mon appel et je l'ai laissée repartir avec un regard intérieur bienveillant. Bien sûr, tout n'était pas réglé à la seconde près, mais j'ai ressenti un bien-être dont j'avais oublié les effets bénéfiques, tellement j'étais torturée depuis des semaines. Il ne restait que la deuxième partie de l'exercice à compléter, et je verrais bien si cela pouvait avoir une incidence directe sur ma paix d'esprit.

Le Maître Saint-Germain avait pris le temps de m'expliquer les deux niveaux d'un conflit pour que je saisisse bien qu'on ne peut espérer le régler uniquement à partir du plan énergétique. On vit dans un corps physique, il faut donc poser des gestes concrets dans la matière aussi pour dissoudre la charge émotionnelle liée à une situation conflictuelle. En principe, la meilleure chose à faire est de demander une rencontre avec la personne et de lui exprimer ce qu'on a ressenti, en évitant toujours le ton accusateur. Mais puisque j'avais auparavant tenté une réconciliation qui s'était avérée infructueuse, j'ai opté pour une solution de rechange – lui écrire. Et j'ai appliqué les conseils du Maître à la lettre, en utilisant des formules du genre : «À tort ou à raison, je me suis sentie trahie et blessée dans

telle et telle circonstance, devant tel ou tel agis-
sement. À tort ou à raison, et je ne veux pas avoir
raison mais seulement nommer ma peine pour me
permettre de la dissoudre, je me suis sentie trahie
quand j'ai constaté telle autre situation...» Bref,
la base de toute bonne technique de communication, mais qu'on n'applique rarement quand on se
trouve en réaction à l'autre, dans notre colère, notre
jalousie ou notre ressentiment.

J'ai regagné mon lit, apaisée. Au matin, j'ai pris le
temps de me relire pour m'assurer que le ton était
juste et j'ai déposé cette courte missive dans sa boîte
postale. Un certain soulagement s'est aussitôt ins-
tallé en moi. Je ne savais pas si cela aurait un effet
permanent, mais je voulais en bénéficier au moins
dans l'instant présent, le temps que ça durerait.
L'automne allait arriver à grands pas et j'avais autre
chose à faire que de souffrir!

CHAPITRE 20

La vibration du cœur

Je savais que j'allais rencontrer une «flamme jumelle» avant la fin de l'année 2008. Mes amis des étoiles me l'avaient prédit dans un message datant du mois de mars, et le Maître Saint-Germain me l'avait confirmé quelques semaines plus tard au cours d'une séance de travail pour notre deuxième livre.

Il est très important de rappeler ici que les bons médiums ne font en général pas ou peu de prédictions. Ils parlent plutôt en termes de probabilités, et cela, si on suit le chemin qu'ils «voient» en ligne droite dans notre champ énergétique. Ce n'est qu'une possibilité parmi tant d'autres dans notre grande matrice. Et on a toujours le libre arbitre, en cours de route, de tourner à droite ou à gauche. Le Maître Saint-Germain rappelle d'ailleurs à ceux qui le consultent qu'il n'aime pas les prédictions parce que chaque Être est maître de sa destinée et crée sa réalité à chaque instant. Je pourrais vous donner une tonne d'exemples vécus dans le cadre de mon travail de journaliste pour un magazine grand public où des médiums m'ont fait des prédictions qui ne se sont jamais avérées. Pas parce qu'ils n'étaient pas de bons canaux, mais simplement parce que j'ai changé le cours des choses en faisant d'autres choix sur mon parcours.

Avant de commencer mes recherches et de faire plus de deux cents entrevues avec des gens qui ont vécu toutes sortes de formes d'éveil de conscience, dont plus d'une centaine de médiums, je n'avais pratiquement jamais consulté de clairvoyants ou autres *psychics*. Mais l'un d'eux m'avait marquée, dans la jeune trentaine, en sauvant la vie de ma mère après avoir révélé qu'elle était atteinte d'une maladie cardiaque grave. Affection qui a été diagnostiquée par un cardiologue quelques semaines plus tard quand, après avoir beaucoup insisté, j'ai fini par la convaincre de consulter.

Ce médium m'avait aussi prévenue que si je continuais comme ça, je serais en fauteuil roulant à l'âge de cinquante ans! J'en avais alors trente-trois, et j'ai par la suite pensé à lui chaque fois que je me suis tapé une grosse crise de rhumatisme. J'avais constaté avec le temps que mes épisodes rhumatoïdes se déclenchaient systématiquement à la suite d'un choc émotionnel, quel qu'il soit. Or, j'étais terrifiée à l'idée de lui donner raison, parce que pendant ces crises, je ne pouvais plus marcher tellement mes chevilles me faisaient souffrir. Et le mal montait le long de mon grand corps pour atteindre toutes les autres articulations en quelques heures. De crise en crise, je voyais le fauteuil roulant se rapprocher sans savoir comment déjouer le mauvais sort.

Eh bien je vous donne un scoop... Ma guérison émotionnelle amorcée en cet automne 2008 allait me guérir complètement de mes crises de rhumatisme, à quelques petites crampes aux chevilles près, dans les années suivantes... Comme quoi il ne faut jamais croire un médium, aussi exceptionnel soit-il, parce qu'on peut toujours changer notre scénario de vie. Mais «l'option» qu'on me prédisait, celle où j'allais rencontrer une âme jumelle, me plaisait. Alors j'allais m'employer à la créer. Au fait, qu'est-ce qu'une âme jumelle ? Le concept très ésotérique derrière cette bonification de l'âme sœur s'explique par une division de l'Âme maîtresse en plusieurs individualités sur le plan terrestre. Pour schématiser, voyez l'Âme comme un faisceau de lumière issu de la Source qui vient conscientiser chaque être humain. Ce rayon lumineux parcourt plusieurs autres dimensions avant de se densifier pour atteindre la troisième dimension et peut se diviser en plusieurs faisceaux individualisés.

Je porte un de ces rayons, et Anne-Marie en porte un autre. En clair, nous sommes la même Âme, divisée en deux ou plus. Nous avions déjà reçu en 2007 un enseignement au cours duquel les guides nous avaient dévoilé que nous étions des flammes jumelles, elle et moi. Là, on m'annonçait que je devais faire la rencontre d'une seconde flamme jumelle, avec qui j'allais vivre une belle histoire d'amour. Évidemment, je ne peux nullement prouver ce genre d'affirmation. Ce que je peux confirmer toutefois, c'est que je ressens ce lien très serré d'âme avec mon amie. Notre relation d'accompagnement mutuel, notamment dans notre évolution spirituelle respective, est hors du commun. Nous vivons aussi en synchro toutes nos initiations, même si

Anne-Marie a souvent une longueur d'avance sur moi dans la pratique.

Par exemple, on a vécu, à l'été 2007, notre peine d'amour en même temps et je me suis mise à l'écriture automatique en la voyant faire, même si je sais que je n'atteindrai jamais sa précision. L'exercice m'est très profitable et me confirme qu'on peut tous utiliser cette technique pour entrer en contact avec notre Soi supérieur, aussi appelé «guides». Parce que dans ces dimensions plus subtiles, notre Âme est liée avec les énergies des maîtres et des guides. Et puisque tout est énergie dans l'Univers, nos différents faisceaux s'unissent et se fusionnent à Tout ce qui Est dans ce grand océan énergétique.

Ainsi, nous faisons tous UN avec la Source.

Je souhaitais ardemment vivre une relation amoureuse avec une flamme jumelle, puisque je connaissais le lien d'âme qu'elle procure au quotidien. Cet automne-là, toute nouvelle rencontre dans le cadre de mes entrevues ou dans d'autres contextes devenait par le fait même un jeu de devinettes pour savoir si l'homme qui se trouvait devant moi pouvait devenir mon amoureux. «Est-ce lui? Non. C'est peut-être lui par contre...» Je m'amusais beaucoup à faire des suppositions, à l'imaginer grand, beau, fort... le prince charmant, quoi. Encore. Je n'apprends pas vite!

Un soir, alors que j'avais un peu de temps pour lire la *Presse* du jour et celle de la veille que je n'avais pas terminée, j'ai ouvert le cahier *Arts et spectacles* pour constater qu'un de mes voisins faisait l'objet d'un article élogieux, parce que sa petite entreprise de conception vidéo collaborait avec le Cirque du Soleil. Je me suis dit que je pourrais peut-être l'interviewer, puisqu'il m'avait déjà raconté qu'il avait eu, dans sa jeunesse, une spiritualité très assumée, sans toutefois me mentionner qu'il était un des créateurs multimédias les plus actifs en ville. J'ai tout de suite vu là la possibilité d'explorer comment la connexion spirituelle pouvait influencer la création d'un artiste et de vendre cette idée à mes patrons au magazine. En sortant sur mon balcon après ma lecture pour retrouver mes enfants qui jouaient dans la rue, j'ai vu passer le gars en question devant chez moi à vélo. Quelle belle synchronicité !

— Heille ! Le voisin, t'es une vedette, j'veux faire une entrevue avec toi !

On a donc convenu d'un rendez-vous pour le lendemain, question de trouver ensemble un angle à mon article avant que je fasse mon *pitch* de vente au chef de pupitre de mon magazine. Quand il s'est présenté chez moi, je l'ai bombardé de questions sur sa quête spirituelle et sur son art pour jauger comment j'allais pouvoir aligner le tout. Puis il est reparti avec un exemplaire de mon livre *Le Maître en soi* en me disant qu'il voulait ramener dans sa vie une certaine spiritualité, parce qu'il l'avait sacrifiée par manque de temps, notamment en se lançant dans «une forme d'art plus commercial pour faire vivre sa famille».

Au cours de notre échange, je le scrutais des pieds à la tête en m'entendant penser : «Il est vraiment intéressant, et c'est rare que je puisse avoir une conversation aussi profonde avec un homme de ma génération ! En plus, il vient de m'annoncer qu'il est séparé depuis quatre mois. Ouais, c'est plate que je ne le trouve pas *cute* ! Tant pis, ce ne sera pas lui, mais ça pourrait me faire un bon ami... En plus, je n'aime vraiment pas ses mains. Ah non, ce ne sera définitivement pas lui !»

Je l'ai laissé repartir en lui spécifiant que j'allais le rappeler pour planifier une date d'entrevue dès que j'aurais la commande officielle pour l'article. Le lendemain soir, alors que je méditais, j'ai eu une vision. Je n'avais pas repensé à ce voisin depuis trente-six heures... Évidemment, puisque je ne le trouvais pas beau ! Pourtant, il m'apparaissait sans crier gare, à cet instant précis, sur mon écran mental, pendant que j'étais en état altéré et que je n'exerçais aucun contrôle sur mes pensées. En voyant sa silhouette comme un hologramme à la hauteur de mon troisième œil, alors que j'avais les yeux fermés, mon cœur s'est emballé et j'ai ressenti une toute nouvelle vibration au niveau de ma poitrine. Une sorte de tremblement qui me donnait l'impression que ma cage thoracique allait s'ouvrir et que mon muscle cardiaque allait en sortir, tambour battant.

« Ouaouh ! C'est gros, pour un gars que je ne trouve pas *cute* ! »

J'ai terminé ma méditation troublée, dans un état d'effervescence tel que j'ai difficilement fermé l'œil la nuit suivante. Au matin, j'ai eu un *flash*. Je ressentais l'urgence de réécouter l'entretien avec le Maître Saint-Germain datant de six mois auparavant, que j'avais sauvegardé sur mon bureau d'ordinateur, et dans lequel il m'expliquait comment j'allais rencontrer un homme avec qui je pourrais vivre une relation « plus organique » :

— *Il y aura un autre voisin, qui ne sera pas un voisin, chère Âme, mais qui sera un magnifique compagnon de route pour vous...*

Et il continuait en précisant le contexte de notre future rencontre : les détails sur les débuts de notre relation potentielle, la façon dont cela se déroulerait par la suite si on choisissait d'aller de l'avant, et ce que je devrais faire pour permettre à cet homme de conquérir mon cœur... Imaginez, le Maître Saint-Germain en train de me donner des conseils matrimoniaux ! Faut le faire ! Il avait consenti avec une certaine retenue à me fournir ces informations, parce qu'un matin je m'étais présentée en séance de travail pour notre prochain livre complètement anéantie (encore une fois !) par ma situation relationnelle, et que je ne voyais plus le jour où je serais heureuse en amour, ce qui minait ma concentration ce jour-là... et plusieurs autres jours !

Je crois au fond que les énergies du Maître canalisées par mon ami Pierre Lessard voulaient me donner une occasion de constater la véracité de leurs propos, tout en me remontant le moral pour que je puisse faire mon travail avec elles dans des vibrations plus appropriées !

J'étais complètement stupéfaite quand j'ai terminé ma réécoute de l'enregistrement. La précision avec laquelle le Maître avait vu ce qui pouvait se produire dans ma matrice me renversait. J'utilise le verbe « pouvoir », parce qu'il s'agit toujours de possibilités qui se retrouvent dans notre champ aurique et que les médiums peuvent lire. Et dans mon cas, j'aurais très bien pu décider de passer outre et de ne pas voir les signes qui me poussaient vers cet homme. Et puisque j'avais ressenti cette forte excitation au niveau du cœur, je ne pouvais nier qu'il me touchait. J'étais donc intriguée d'en savoir plus à son sujet.

— Le seul hic, me suis-je indignée à voix haute dans mon bureau en m'adressant directement au Maître Saint-Germain et à mes guides de la septième dimension, c'est que, franchement, vous auriez pu m'en envoyer un *cute* !

Quelques semaines plus tard, après avoir pris le temps de le connaître davantage grâce à nos conversations interminables, j'ai fini par le trouver carrément beau et par avoir envie de le marier!

Au fait, cet homme, c'est Jimmy, celui que je nomme au début du livre, le premier de mes amours.

CHAPITRE 21

L'attente

J e suis pourrie pour attendre. Je me considère comme une hyperactive non traitée qui parle vite, pense vite, travaille vite, dort vite, médite vite (!!!), et surtout qui n'aime pas attendre. Quand le Maître Saint-Germain m'a confirmé quelques jours plus tard que l'Être dont il parlait était bien Jimmy, j'ai d'abord pensé : « Ah, non ! Pas un autre voisin ! Je ne vais pas revivre ce calvaire si jamais, pour une raison ou une autre, ça ne fonctionne pas au bout de quelques mois ou même quelques années de fréquentations ! »

Ma très sage mère, qui est originaire des Îles-de-la-Madeleine, a une façon bien à elle de prévenir ce type de comportement : « Emprunte pas la misère, ma fille, elle peut venir bien assez vite toute seule ! »

Elle veut dire qu'en se créant des scénarios mentaux basés sur des revers passés ou des projections pessimistes du futur, on devient fou, et cela a pour effet d'attirer à soi une sensation d'échec avant même de vivre l'expérience elle-même. On pourrait dire qu'elle applique la philosophie toute simple à l'origine du courant Nouvel Âge très en vogue actuellement, soit «vivre le moment présent». Et puisqu'on sait que le passé n'est pas nécessairement garant de l'avenir, j'ai eu tôt fait, en pensant à elle, de chasser ces pensées négatives pour me permettre de rêver de nouveau au prince charmant... tout juste départi de son manteau de crapaud!

Mais je savais aussi que Jimmy n'était pas prêt à entrer en relation, qu'il était blessé et désorienté comme un oisillon tombé du nid. Il avait besoin de temps avant d'ouvrir son cœur à une autre femme, pour panser ses plaies encore ouvertes après les dix-sept années d'une relation de couple pas toujours heureuse. Nous nous sommes donc fréquentés en amis pendant quatre mois sans aucune autre forme d'intimité que des petits becs secs sur les joues à la fin de nos rencontres hebdomadaires de plusieurs heures passées à philosopher sur la vie.

Qu'à cela ne tienne, mon imaginaire très fertile avait déjà écrit le scénario de nos quarante-cinq prochaines années passées à vivre heureux ensemble avec nos nombreux enfants et petits-enfants... Il allait venir habiter en haut de chez moi, dans mon duplex, on s'achèterait ensemble une jolie maison de campagne pour aller méditer et se ressourcer dans la nature, nos quatre petits monstres s'entendraient comme larrons en foire, et il allait m'accompagner dans mon mandat d'éclaireure puisqu'il en était forcément un lui aussi... Une flamme jumelle ne pouvait être qu'un autre extraterrestre pareil comme moi venu pour un mandat similaire!

Allô le moment présent! C'est sans doute mon plus grand défi dans cette vie. ∞ *Retenir mon grand cheval blanc fringant* ∞, disaient les guides un an plus tôt, n'est-ce pas? Force est de constater que je n'avais encore rien compris. Je détenais toute la théorie, mais la mettre en pratique était une autre histoire. Je devais stopper mon mental hyperactif qui créait des scénarios tous plus improbables les uns que les autres, laisser le temps faire les choses, être patiente et permettre à l'autre de venir à moi, mais je ne savais absolument pas comment faire.

Alors j'ai demandé un éclairage à mon amie Anne-Marie... Mais les guides ne nous donnent jamais de marche à suivre. Pas plus que les bons médiums d'ailleurs, qui non seulement font peu de prédictions, mais ne montrent pas une voie unique, puisque tous les chemins mènent à Rome, peu importe les détours qu'on emprunte pour se compliquer la vie. Et les recettes, ce n'est pas leur truc non plus. Ils me laissent toujours imaginer le mode d'emploi, puisque je suis la créatrice de ma vie. En plus, j'ai choisi de l'enseigner par l'expérience, alors je devais le vivre et le ressentir dans chacune de mes cellules pour mieux l'intégrer et le transmettre par la suite à un plus vaste public.

Voici un extrait de leur message de décembre 2008 à ce sujet, qu'Anne-Marie m'a retransmis.

∞ *Présence d'une Âme jumelle dans l'environnement actuel de France qui éveille une fois de plus le rêve de former un couple uni au quotidien. Cet Être dont il est question a été reconnu par votre sœur d'Âme. Maintenant le corps causal cherche à recevoir l'information sans permettre au censeur qu'est l'ego de venir brouiller la communication avec le Je Suis, le grand Soi de votre jumelle. Certes, les nombreuses rencontres en synchronicité ne sont pas le fruit du hasard. Mais il faut laisser le temps de mettre le projet au monde en évitant, pour faire image, l'avortement de celui-ci par une anticipation excessive. Il y a une forte probabilité que la présente relation se développe en un partenariat durable dans la forme d'un couple. C'est ce que nous percevions et transmettions il y a plusieurs mois déjà. Un second voisin, n'est-ce point intéressant? L'éveil de cet homme aux vibrations élevées permet la connexion directe avec le cœur spirituel de l'Être France. Cette relation de compagnonnage est donc déjà ancrée par le chakra du cœur, en sa base.*

Permettez-nous maintenant de nous adresser directement à l'Être France. L'homme pour lequel vous vibrez et sur qui vous portez votre attention, chère fille, est toutefois encore lié à des Êtres qui demandent une grande partie de sa présence. Vous savez cela. Ce sera pour un moment encore. S'il faut commencer une nouvelle association dans l'intimité, dans les temps présents, il y aura certes quelques bouleversements de part et d'autre, dans les corps émotionnels, puisque le terreau relationnel porte des composantes appartenant à d'autres choix de vie qui ne sont pas complétés. Le terrain est miné, pour faire image. Toutefois, libre en conscience êtes-vous d'exprimer les élans qui sont déjà présents en énergie en chacun de vous deux. En chacun, nous le répétons, puisque le temps, en d'autres lieux de la Conscience, n'existe pas. Voilà donc que la possibilité de fusionner dans la chair est présente. Elle peut alors s'expérimenter maintenant ou vous pouvez choisir un terrain plus léger, plus lumineux, dans un temps plus éloigné. Les deux options font partie des probabilités.

Ce que nous cherchons à communiquer est fort simple. L'union des deux Êtres existe déjà sur d'autres plans de la Conscience. Vous l'avez parfaitement capté, chère fille. Elle existe. Maintenant, ce que vous choisirez de faire déterminera votre expérience dans la troisième dimension. Il n'y a point de chemins de bien et de mal. Cela aussi est reconnu par votre Âme. Toutefois, certains chemins sont plus légers que d'autres. La résultante sera la même, soit l'expression de deux Êtres qui se sont reconnus et souhaitent explorer la terre de l'autre. Votre choix consiste dans ce cas à déterminer le terrain sur lequel vous avez envie de jouer. Qui déterminera ce choix ? Quelle partie de vous, chère Âme, l'ego ou le Je Suis véritable ? Et si cela n'est pas, vos deux cœurs ouverts et guéris pourront explorer d'autres terres toutes plus riches les unes que les autres... Vous nous saisissez ? Nous vous aimons. En chacune de ces parties. ∞

Ouf! J'étais rassurée, ils m'aimaient toujours! Même impatiente, même immature, même un peu schizophrène avec tous ces scénarios farfelus de troisième dimension qui s'entrechoquent dans ma tête. J'aurais préféré qu'ils me disent de foncer, de lui déclarer mon amour naissant, mon désir de former avec lui un couple heureux et potentiellement cosmique, rien de moins! J'aurais voulu que les guides me rassurent en suggérant que Jimmy était prêt à m'accueillir dans toute mon intensité, mais je savais qu'ils avaient raison... Encore! J'allais donc attendre un peu, retenir mes élans quelque temps encore et, dans la mesure de mes capacités de grande énervée, ralentir ma cadence. La période des fêtes qui approchait allait m'aider partiellement, puisque je serais fort occupée à jouer avec mes enfants, puis à préparer en janvier les tournages d'une série documentaire sur les médiums,

Si c'était vrai, dont la chaîne spécialisée Canal Vie venait de me confirmer la production pour le printemps 2009. Et Jimmy avait beaucoup d'émotions à gérer avec sa famille en cette période de Noël. ∞ *Les liens* ∞ dont parlaient les guides étaient bien sûr ceux qu'il avait au quotidien avec ses enfants et leur mère, puisqu'ils vivaient encore tous sous le même toit, et cela pour encore une période de six mois avant de réorganiser leurs vies respectives en tant que couple séparé. J'étais la première à comprendre cette situation, et surtout à ne pas vouloir le bousculer. En plus, si moi je savais qu'il était une flamme jumelle, que l'amour inconditionnel circulait déjà entre nos deux chakras du cœur et que nous allions sans aucun doute former un couple sous peu, lui n'en avait encore aucune idée. Tout ce bavardage mental ne se passait que dans ma tête. On ne s'était même pas embrassés que j'avais déjà planifié tout notre futur. Une vraie folle ! Il me restait beaucoup de travail à faire pour vivre le moment présent et laisser la Vie me montrer le chemin…

Sur quel terrain avais-je envie de jouer ? Un terrain glissant qui risque à tout moment de briser nos fondations encore fragiles ou un fond de roc inébranlable ? Évidemment, je choisissais intellectuellement le second. Je ne voulais surtout pas que ∞ *nos deux cœurs explorent d'autres terres toutes plus riches les unes que les autres* ∞ avec un autre partenaire !

Mais je ne suis pas patiente, rappelez-vous.

CHAPITRE 22

La concrétisation

Entre Noël et le jour de l'An, Jimmy m'a proposé de prendre une longue marche, pour ne pas trop briser le rythme de nos rencontres et pour qu'on puisse placoter au moins une fois pendant la période des fêtes. Alors qu'on promenait mon chien sur l'ancienne voie ferrée près de chez moi, il m'a largué comme une bombe, mais tout à fait innocemment, qu'il comptait mettre au moins deux ans pour régler sa séparation.

« DEUX ANS! me suis-je entendue lui hurler dans ma tête. Es-tu fou? Voir si je vais t'attendre pendant deux ans, *no way*! »

Mais je n'ai pas répliqué. Ceux qui me connaissent dans l'intimité savent qu'il était rare, en 2008, que je laisse passer une telle énormité sans m'étouffer dans mes jugements de premier niveau et lancer à brûle-pourpoint une de mes répliques assassines. Très rare. Il faut croire que j'étais estomaquée au

point d'être incapable de réagir à ce non-sens, selon
mes critères très subjectifs de l'époque, on s'entend.
Alors j'ai laissé passer, en marmonnant :
— C'est peut-être un peu long, deux ans, non?
Puis, Jimmy s'est justifié en disant qu'il est en
général plutôt lent à se mettre en action dans ce
genre de situation.
«Lent? Une tortue traverse le fil d'arrivée au
moins dix-huit mois avant toi, mon amour, continuais-
je de chialer mentalement. Oups! Je l'ai appelé mon
amour, ce qui fait de moi un lièvre supersonique à
côté de lui! O.K. On oublie ça. Il ne sera jamais mon
chum. Je n'ai pas deux ans à mettre à l'attendre...
C'est fini! Même si ça n'a pas commencé!»
Mon impatience allait avoir raison de moi quand,
à la mi-janvier, on s'est revus sur la rue et qu'il m'a
invitée à souper pour mon anniversaire, à la fin du
mois. Il m'en devait une, à moi qui l'avais reçu, le
jour de sa fête, en décembre, avec un petit gâteau
mousse au chocolat et mon plus beau sourire de
future amoureuse!
Le soir de notre première sortie officielle, nous
avons donc marché jusqu'au resto du coin de la rue,
puisqu'il faisait une mégatempête en ce jeudi de ma
semaine sans mes enfants. On a longuement discuté au resto. C'était notre marque de commerce,
des heures de jasettes interminables à refaire le
monde à notre façon, la meilleure, bien sûr, et sans
contredit la plus juste aussi. L'humilité ne m'étouf-
fait toujours pas à cette époque! Puis on est allés
jouer au billard.
Et c'est là que ça s'est passé.
Pour lui, j'entends, puisque pour moi, tout était
déjà joué... Ainsi, quand je me suis penchée sur la
table avec toute ma grâce d'ancienne athlète et que

je l'ai ébloui d'un doublé en croisé, il a été conquis ! Bon, disons que ce n'était peut-être pas si gracieux que ça (!), mais le simple fait de nous retrouver dans un autre contexte que celui de nos éternelles discussions philosophiques a permis de provoquer le déclic amoureux. On est ensuite retournés chez moi pour poursuivre la conversation, et vers minuit, juste avant que je ne me transforme en citrouille, alors qu'il se préparait à repartir chez lui, on s'est embrassés.

Mon Jimmy n'était peut-être pas très vite pour se mettre en action, mais une fois dedans, tout se mettait à rouler à la vitesse grand V. Un mois après notre premier baiser, il s'est pointé un matin dans ma cuisine, le regard tout amoureux, en me déclarant qu'il allait me marier ! J'ai tôt fait de comprendre le personnage, fort attachant mais un brin dans l'exagération, en perpétuelle phase de semi-manie. Je lui ai répondu que je voulais bien l'épouser, étant donné que je vivais avec lui un amour digne de cet engagement, mais qu'il devait m'aimer pendant une période d'au moins quatre ans sans interruption, puisque c'est le temps nécessaire, selon les psychologues, pour connaître quelqu'un sous toutes ses coutures. De toute façon, j'avais déjà décidé de me marier le 21 décembre 2012, une date parfaite pour célébrer, puisque c'est le jour prévu par les conspirationnistes les plus délirants pour la fin du monde.

— C'est ma façon à moi de conjurer le mauvais sort, lui ai-je lancé, sourire en coin.

— O.K. J'achète l'idée. On se marie le 21 décembre 2012. J'aime ça !

Pas plus compliquée que ça, ma relation avec Jimmy. Je l'aimais d'un amour sincère et je me sentais aimée en retour, pour tout ce que j'étais. Du moins, pendant les premiers mois. Mais on avait souvent des discussions sur nos façons très différentes d'exprimer nos convictions philosophiques et spirituelles. J'utilisais un langage d'initiés en parlant des multiples dimensions de l'Être, lui préférait voir ces mondes plus subtils comme des artefacts faisant partie de son imaginaire. Je lui répétais que ce n'était que deux façons de dire la même chose, mais je percevais souvent que cela l'irritait.

Quoi qu'il en soit, en ce court laps de temps, on avait déjà vécu deux vies! Trois mois après le début de notre histoire d'amour, on était passés deux fois chez le notaire! Lui avait acheté mon duplex, je serais désormais sa locataire, et moi j'avais fait l'acquisition d'une jolie maison de campagne pour me rapprocher de la nature et de ma jumelle d'âme. Anne-Marie avait emménagé six mois plus tôt avec son nouvel amoureux, Thomas, dans un magnifique coin de l'Estrie, et depuis, je me mourais d'envie de les y rejoindre. C'est d'ailleurs ce que Jimmy m'apportait de plus précieux: une source intarissable de douce folie qui me laissait croire que tout était possible. Il suffisait simplement d'en rêver. Grâce à lui, je m'étais permis de concrétiser mon rêve en achetant une propriété dans les montagnes pour me ressourcer, les week-ends, entre deux contrats télé, deux matchs de hockey de mon fils ou deux fêtes d'amies de ma fille.

Et puisque j'avais recontacté la vibration du cœur en reconnaissant une autre flamme jumelle en Jimmy lors de ma méditation de l'automne précédent, je ne me servais plus que des sensations associées à cette haute fréquence vibratoire pour prendre mes grandes décisions. Ainsi, en entrant dans la maison de campagne qui est maintenant la

mienne, j'ai visité toutes les pièces à la course tellement j'étais excitée. Et en arrivant devant une des fenêtres de la mezzanine qui donne sur une petite falaise de pierre derrière la maison, mon cœur s'est mis à vibrer à huit cents battements-minute, si bien que j'ai lancé à l'agent d'immeuble un très ressenti :
— C'est MA maison! Où est-ce qu'on signe?

En passant, c'est également à partir de la vibration du cœur que j'ai choisi tous les médiums de ma série documentaire qui serait tournée à partir du printemps. Avec la vibration du cœur que je fais aussi tous mes choix depuis. Quand mon cœur vibre, je ne me trompe jamais. Et quand mon mental argumente avec mon cœur, quand mon ego embarque et sème la peur et l'indécision, je me plante à tout coup. Avec les années, j'en suis arrivée à ne plus me fier qu'à cette sensation de joie et d'excitation dans mon cœur pour les choix concernant les moindres détails de ma vie, du style de mes vêtements aux relations avec mon entourage, en passant par mes décisions comptables!

Avec Jimmy, la suite s'est déroulée à un train d'enfer. Notre train à tous les deux finalement, puisque mon nouvel amoureux était tout aussi rapide que moi, sinon plus, à faire des acquisitions sur des coups de tête. Ou plutôt des coups de cœur, dans mon cas à présent, des décisions que d'autres personnes mettaient des semaines, des mois, voire des années à mûrir.

En avril, on a emménagé dans mon petit coin de paradis à la campagne dans le but d'y couler des jours tranquilles, empreints de sérénité et de paix...
Pour deux mois! .

CHAPITRE 23

Le doute

Oups! On était peut-être allés un peu trop vite. Trop vite pour Jimmy, en tout cas, qui n'avait pas mesuré l'ampleur du deuil de sa cellule familiale. Trop vite aussi pour ses enfants, qui ignoraient que leur père avait une blonde. Trop vite pour nous deux aussi, forcément, puisque la coupure énergétique avec la mère de ses enfants n'était pas complétée, même s'il n'y avait plus aucune ambiguïté entre eux concernant leur statut de couple.

J'ai commencé à ressentir l'impatience de Jimmy quelques jours avant la Saint-Jean-Baptiste. Le soir du 23 juin, comme c'est notre tradition, on a fermé la rue pour célébrer le début des vacances avec nos enfants, qui une fois par an pouvaient gambader librement toute la soirée au beau milieu de l'asphalte sans risquer de se faire écraser. C'est toujours un moment très attendu par les jeunes et par plusieurs parents, mais je sentais que mon chum n'avait pas le cœur à la fête. J'ai mis ça sur le dos de la situation qu'il vivait avec sa famille. Quelques jours auparavant, lui et son ex avaient annoncé à leurs enfants qu'ils étaient séparés et que papa irait vivre en appartement au coin de la rue, le temps de laisser la poussière retomber et de vendre la maison. La situation était un peu étrange. La mère faisait la fête à un bout de la rue avec ses amis, et nous faisions notre party à l'autre bout. Ce n'était pas qu'il y avait une quelconque animosité entre nous. Au contraire, on se respectait totalement elle et moi, mais je sentais que Jimmy était tendu.

Peut-être était-il juste triste de cette scission entre les deux extrémités de notre tronçon de rue. Peut-être était-il en train de faire son deuil tout d'un coup, puisqu'il n'avait pas encore traversé les étapes dites «normales» de colère, de déni, de peine et autres émotions vives liées à toute séparation. Peut-être était-il seulement fatigué à force de travailler sur de nombreux contrats qui se chevauchaient sans répit. Et quoi d'autre encore...

Le week-end a passé sans que j'aie de ses nouvelles. Je m'étais retirée à la campagne avec mes enfants, et lui était resté en ville avec les siens, mais quelque chose se préparait, je le ressentais jusque dans mes cellules. Jimmy est tout de même ma petite flamme jumelle, la même âme divisée en deux, une partie de moi dans une autre expérience corporelle terrestre. Je le sentais à mille millions de kilomètres de distance. Je portais la conviction profonde que je l'avais perdu, mais sans en comprendre tout à fait les raisons. J'ai donc posé la question à Anne-Marie avant même de la poser à Jimmy:

«Je crois que je n'ai plus de chum; qu'est-ce que nos amis des étoiles en disent?»

∞ *Chère Âme bien aimée de vos frères et sœurs des étoiles, nous vous saluons et vous offrons notre soutien en cette période quelque peu bouleversante pour certains de vos corps subtils (mental et émotionnel). Nous sommes présents avec vous par l'ouverture du canal de votre amie Myriam Marie. Cela afin de mettre en évidence ce choix conscient de votre part de demander notre éclairage à travers son canal plutôt que directement par le vôtre, puisque vous pouvez faire des demandes et recevoir des réponses semblables, vous le savez maintenant. Nous percevons que, votre personnalité étant ébranlée dans les heures actuelles, il vous faut utiliser une plus grande quantité d'énergie pour vous rééquilibrer, et cela pour permettre à votre Âme d'œuvrer à un rythme vibratoire élevé malgré les débordements du corps émotionnel. Vous nous saisissez, chère fille des étoiles? Alors la demande d'entrer en communication par le canal de votre sœur reçoit un acquiescement dans les différents plans de la conscience UNE.*

Votre choix d'entrer dans la lumière et de traverser les différents voiles de l'illusion fait en sorte que les événements s'accélèrent et se bousculent dans votre quotidien afin de rencontrer les objectifs de votre Âme maîtresse. Vous êtes, chère France, dans une montée que nous pourrions imager de fulgurante, ce qui peut créer dans votre entourage certains remous. Un peu comme la tornade qui, dans sa course, vient balayer le sol et déraciner certains éléments. Nous pourrions ici vous mettre en lumière ce déracinement qui fut provoqué chez l'Être Jimmy en cette relation de couple. L'homme qui partage votre champ aurique étant connecté à votre individualité par différents chakras, principalement ceux du cœur et de la base, a subi à votre contact ce déracinement. Il s'est en quelque sorte élevé, sans pour autant avoir réussi à garder une certaine forme de contact avec le plan de la Terre.

Voilà donc la raison pour laquelle un retrait temporaire est demandé par son Être. Nous aimerions insister sur le fait que l'Être Jimmy n'a pas pris cette forme de recul alimenté par la peur, mais bien par l'amour de soi. Un choix ultérieur se fera quant à la forme que prendra la relation entre vos deux individualités. Car relation il y aura dans les temps à venir, puisqu'un travail commun de collaboration à l'avènement du Nouveau Monde est demandé par vos Âmes respectives. Nous pouvons aussi vous affirmer que cette relation sera exempte de souffrance, puisque les corps émotionnels de chacun seront parvenus à la dissolution des blessures mémorielles provoquées par les douleurs du passé. Vous allez tous les deux parvenir à la rencontre avec votre Je Suis, dans votre demeure intérieure, qui ne connaîtra que paix et sérénité. Cela sera.

Revenons à vous, chère fille. Ce mouvement imagé par la tornade, qui est un mouvement de déracinement, de défrichage, est précisément ce qui vous anime et c'est un choix irréversible de votre Âme, qui est prête à sacrifier tout ce qui ne contribue pas à l'élévation demandée. Nous répétons, TOUT ce qui ne contribue pas à l'élévation demandée.

Le chemin pourra parfois sembler se définir à l'intérieur d'une profonde solitude. Sachez qu'il n'en est rien. Vous allez rencontrer plusieurs frères et sœurs sur ce parcours, toutefois nombre d'entre eux subiront le même sort que votre complice aimé parce que la force générée par cette élévation vient ébranler les Êtres jusqu'à la racine. Vous avez choisi la puissance et vous le savez. Maintenant, choisissez aussi la confiance.

Vous allez vivre ce grand amour, n'en doutez point. Vous y avez déjà goûté. Vous allez y goûter encore.

Bien plus que ce que vous ne pouvez imaginer. Ce que vous avez ressenti dans les moments de partage avec votre complice de vie n'est qu'un souffle, un prélude à ce qui vous attend, puisque la pureté et la semence que vous avez créées au fil du temps ont déjà commencé à porter des fruits. Vous y avez goûté, nous vous le répétons. De là où nous nous situons, nous percevons dans ce contact avec vos vibrations, une terre riche, colorée, puissante et féconde à explorer pour vous dans les prochaines années. Salutations. ∞

Ouf! Tout un préambule! Et j'avais la confirmation que mon ressenti était bon... Je n'avais effectivement plus de chum!

Tout au long de la lecture de ce message, j'étais estomaquée. Comment est-ce que je pouvais me retrouver dans une telle situation sans l'avoir vue venir? Aucun signe avant-coureur, si ce n'est dans les quelques jours précédant le long week-end de la Saint-Jean. Comment est-ce que ma flamme jumelle pouvait me faire ça, fuir sans crier gare et sans essayer d'arranger les choses? D'en discuter, au moins? En plus, c'est un sentiment bizarre que de savoir qu'on est séparés avant même que notre amoureux nous le dise de vive voix!

J'étais si perturbée que je n'aurais pu recevoir un tel message par mon propre canal, même s'il est vrai que je pratiquais moi aussi l'écriture automatique depuis plus d'un an. Quand j'étais ébranlée émotionnellement, peu importe l'événement, je demandais souvent à Anne-Marie de répondre à mes questions, d'abord parce qu'elle est beaucoup plus précise que moi, mais surtout parce que je ne me faisais pas encore totalement confiance.

À la lumière de ce message, je comprenais toutefois que Jimmy n'était pas prêt à me suivre dans mon virage spirituel pour préparer un Nouveau Monde, notamment en acceptant mon rôle d'éclaireur public, sans toutefois en connaître les détails. J'étais en plein tournage d'une série documentaire qui allait peut-être choquer, sinon m'étiqueter pour toujours comme la journaliste « flyée qui croit aux Esprits et à la Vie après la mort ».

Je vivais aussi une transformation vibratoire subtile dont je ne comprenais pas tous les tenants et aboutissants, mais je savais que je me trouvais à un point de non-retour et que je ne serais plus jamais « normale », du moins pas dans les standards très balisés de nos sociétés modernes critiques de tout ce qui sort du rationnel. Je voyais fort bien l'effet tornade que je pouvais avoir sur les gens qui m'entourent, tous ceux que je bousculais au passage avec mon discours de plus en plus ésotérique à leurs yeux, alors que pour moi, la vie prenait enfin tout son sens. Un sens que je trouvais dans des enseignements universels que je recevais de façon privilégiée, tant par mes rencontres avec le Maître Saint-Germain pour l'écriture du prochain livre que par les messages d'Anne-Marie ou ceux d'autres canaux dans mon entourage, ou même grâce à ma propre connexion avec l'invisible, que j'exerçais au quotidien avec de plus en plus d'acuité.

Je réalisais également que mon choix de ne reculer devant rien risquait en effet de m'emmener dans une grande solitude, ∞ *illusoire* ∞ d'un point de vue cosmique, je veux bien, mais tout de même très réelle dans la troisième dimension et qui faisait en sorte que je me retrouverais seule pour dormir le soir, une fois de plus.

Les guides se voulaient tout de même rassu-
rants en précisant que Jimmy prenait cette décision
par ∞ *amour de soi* ∞ et que ce n'était qu'un retrait
temporaire, mais je savais pertinemment que nous
sommes tous les créateurs de nos vies et qu'il pouvait décider de ne jamais me revenir. Les prédictions de l'au-delà ne sont toujours qu'une probabilité dans la matrice des millions de possibilités qui
s'offrent à chacun de nous. Et aussi grande soit cette
probabilité, elle demeure un choix parmi tous ceux
qui s'offrent à nous à chaque instant…

CHAPITRE 24

La pause

Je me suis réveillée avec des yeux de grenouille ! Demetan, la petite grenouille de nos émissions pour enfants qui pleurait tout le temps, pouvait aller se rhabiller ! J'aurais sans doute remporté la statuette de la plus grande pleureuse professionnelle s'il y avait eu un gala cette semaine-là !

Jimmy m'avait rendu visite la veille pour me dire que, lui et moi, c'était fini. Il était resté vague sur les raisons, me disant qu'il n'était pas prêt à entrer en relation, qu'il avait réalisé, au cours d'une balade à vélo, le 23 juin, qu'il ne pouvait aimer personne dans son état émotionnel du moment, qu'il préférait se retirer avant d'être trop engagé («Allô ! Tu viens d'acheter mon duplex et je suis devenue ta locataire !»), qu'il devait faire face aux deuils de sa famille et de son ancienne vie de couple, qu'il ne savait même plus s'il pourrait aimer qui que ce soit un jour, qu'il était trop ceci et pas assez cela... Bref, un paquet d'excuses tout aussi valables les unes que les autres, mais qui m'auraient laissée dans une incompréhension totale si je n'avais pas reçu l'éclairage de mes amis des étoiles avant cette rencontre. J'avais quand même une situation enviable dans les circonstances. Je passais toute la journée en compagnie de mon équipe de tournage du tonnerre et d'une astrologue clairvoyante à qui je pouvais confier ma peine entre deux prises. Tout le monde ne peut pas se vanter de ça! Comme si la vie me disait: «Tu fais un peu pitié aujourd'hui, on va te donner les outils nécessaires pour passer au travers!» Mais je constatais aussi que je n'étais plus du tout dans le même état d'esprit que l'été précédent, alors que j'avais eu à vivre une énième déception amoureuse avec l'ami belge. En temps normal, j'aurais été dévastée de perdre ma flamme jumelle de façon aussi abrupte, alors que je croyais me marier avec Jimmy et finir mes jours avec lui.

Étais-je dans le déni, entretenant l'espoir qu'il allait se raviser rapidement après avoir mesuré l'ampleur de sa perte? Toujours aussi imbue de moi-même, adversité ou pas!

— C'est sûr qu'il ne trouvera plus jamais personne d'aussi formidable que moi, racontais-je à qui voulait m'entendre pour m'en convaincre un peu moi-même.

Mais même si je ne connaissais pas l'issue de notre relation, je n'entretenais aucune attente. Je constatais seulement que j'étais beaucoup moins souffrante qu'auparavant dans pareille situation, même si j'avais passé une soirée et une nuit éprouvantes. Quelle était la différence? Est-ce que je commençais à guérir vraiment? Est-ce que je pouvais en déduire que je ne serais plus jamais en peine d'amour ? Peut-être était-ce prématuré de le présumer, mais je ressentais vraiment un allégement au plexus, et malgré ma tristesse j'osais espérer pour la toute première fois ne pas sombrer comme cela avait toujours été le cas. Je suis partie seule à la maison de campagne quelques jours plus tard, avec un pincement au cœur tout de même en pensant que c'était la semaine qu'on aurait dû passer en amoureux, Jimmy et moi, avant que je n'y reçoive mes enfants pour les grandes vacances d'été. Mes sœurs se sont précipitées pour me rejoindre, par solidarité familiale, pour s'assurer subtilement que je ne sombre pas en dépression affective profonde. Nathalie, ma vieille amie de basket-ball, a pris la relève au pied levé par la suite, ce qui a fait en sorte que je n'ai pas trop souffert de solitude pendant cette courte période.

Les vacances se sont donc déroulées dans une bonne humeur relative, avec mes enfants qui découvraient la nature et les activités à proximité du chalet. En fait, tout le monde semblait plus affecté que moi par ce qui m'arrivait. Comme si j'étais affligée d'un mauvais sort amoureux qu'une méchante fée m'aurait jeté au berceau et dont on devait me délivrer. Au fond, ils avaient tous un peu raison. Le karma relationnel, celui qui fait en sorte qu'on répète toujours les mêmes expériences douloureuses en amour, est perçu comme un mauvais sort par la majorité des gens, à un moment ou un autre de leur parcours. Mais la seule fée maléfique en cause, c'est soi-même. Est-ce une fatalité ? Est-ce qu'on doit se contenter de penser que les hauts et les bas font partie de la vie ? Qu'on ne peut espérer vivre un idéal amoureux qui dure dans le temps ? Que les rares personnes qui l'expérimentent font partie d'une minorité de

196 C'est quoi l'amour?

chanceux tirés au hasard, comme des gagnants d'une loterie de l'amour? Je refusais de croire à de telles sottises, soutenue par ma conviction d'être l'unique créatrice de ma vie.

Mais comment fait-on pour créer la situation inverse, l'histoire idyllique, celle dont on rêve tous? Comment manifester la relation ultime, « organique » comme le décrit le Maître Saint-Germain? Le « comment » a toujours été une énigme pour moi. Je connais toute la théorie sur le fait que nous sommes tous des créateurs et que nous pouvons changer le scénario comme bon nous semble, que nous sommes tous des alchimistes qui peuvent transformer le plomb de nos relations en or... Oui, mais COMMENT?

Il était clair qu'il me restait à comprendre cette partie de ma réalité dans la troisième dimension.

CHAPITRE 25

Crise de foi numéro 1

Au cours de cet été 2009, j'ai beaucoup médité, notamment pour me permettre de garder le moral, mais aussi pour me préparer à mes séances d'écriture automatique. Tous les matins, en sortant de mon état méditatif, je prenais mon crayon et recevais des messages, que je validais régulièrement par la suite avec Anne-Marie ou d'autres médiums.

Je pouvais capter des concepts, des images, des notions qui m'apportaient un éclairage fort appréciable sur ce que je vivais. Mais puisque je ne me croyais jamais, je demandais à mes amis de corroborer ces enseignements, sans leur fournir de détails au préalable pour ne pas les influencer. Disons qu'à ce stade très embryonnaire d'ouverture de mon canal je n'avais pas encore le centième de la précision de ma jumelle ou d'autres *channels* expérimentés. Or, puisqu'il faut commencer quelque part, je persévérais à me taper l'exercice au quotidien pour améliorer ma réception et peut-être devenir autonome au fil du temps.

J'étais agréablement surprise de ne pas avoir sombré en dépression à la suite de ce nouveau revers amoureux, mais je me tapais tout de même des moments de petite déprime passagère qui me gagnaient lorsque je me mettais à focaliser sur le fait que j'étais de retour à la case départ pour créer mon idéal.

Dans un moment de perte de foi totale, j'ai demandé à Anne-Marie de répondre à une question « cri du cœur », ce petit cœur brisé qui se débattait de toutes ses forces à l'intérieur de moi pour sortir des sables mouvants des relations au lieu de flotter dans l'amour inconditionnel en permanence, comme je l'aurais souhaité. Je vous préviens, ce n'est pas de tout repos, ce texte comportant des notions d'initiés à la limite du compréhensible. Elles étaient d'ailleurs inaccessibles pour moi aussi quand je les ai reçues – je n'en comprenais pas la moitié –, alors je vous laisse vous imprégner de leur vibration et je les commenterai par la suite… Parce que les mots possèdent une fréquence vibratoire bien à eux qui résonne en nous. Ils permettent ainsi une ouverture de l'Esprit à des notions plus amples, que le cerveau ne peut pas toujours assimiler à lui seul.

« Bonjour à mes frères des étoiles. J'ai un peu le sentiment d'avoir été roulée par la vie et d'avoir vécu une grande illusion avec Jimmy. On me prédisait la venue de cet homme comme compagnon de route dans l'intimité depuis un an et il me quitte. Qu'est-ce que je dois comprendre de cette expérience ? Est-ce que je l'attends ou est-ce que je poursuis mon chemin avec un autre partenaire amoureux ? »

∞ *Chère Âme bien aimée, nous vous saluons. Il faut savoir que nous prenons soin de vous, chère France. Nous souhaitons vous inviter à faire le vide et à venir nous rencontrer personnellement dans les semaines que vous avez choisies pour vacances. Nous allons travailler sur vous, avec votre collaboration, dans les périodes de sommeil ainsi que dans les espaces que vous allez vous allouer pour la méditation et la contemplation. Nous sommes particulièrement présents dans l'énergie de cette montagne qui est en résonance avec votre système énergétique en élévation. Nous sommes aussi en communion avec votre champ aurique lorsque vous venez à notre rencontre au lever du soleil. Quand nous vous manifestons notre intention d'une présence plus soutenue, sachez que ce n'est point un concept désincarné. Il y aura un travail concret qui sera accompli par vos frères et sœurs des étoiles, que vous allez pouvoir percevoir par l'implantation d'une paix intérieure logée dans le creux de ce plexus solaire au centre de votre corps et qui viendra, telle une eau vivifiante, nettoyer les derniers éléments liés à la déchirure provoquée par une succession de ruptures. Voilà que cette période de l'été en cours va compléter la guérison d'un aspect de votre individualité qui est en souffrance. Vous allez le ressentir, chère Âme. Point besoin d'avoir la foi, puisque la sensation ressentie de cette guérison sera le signal vous indiquant que le temps d'implantation de ce nouvel état de conscience et de paix est bel et bien éveillé en vous.*

Ce préambule est nécessaire pour que nous puissions aborder le thème de la relation amoureuse que vous avez expérimentée ces derniers mois. Ce que vous avez vécu n'était point une illusion, chère France. Cela est dans la vérité de l'Être que vous êtes et qui demande exploration de l'Amour par l'union de couple. L'Être Jimmy étant un aspect, une manifestation de l'Âme maîtresse de votre partenaire cosmique, vous avez été attirés l'un vers l'autre naturellement. Toutefois, la personnalité Jimmy n'ayant point complété l'expérience relationnelle et émotionnelle liée à sa cellule famille, il n'a pu actualiser un arrimage entre vos deux Êtres malgré la volonté du départ qui était sincère, n'en doutez point.

Maintenant, chère Âme, quel est cet aspect de votre Être qui se refuse encore à explorer l'union de couple avec ce partenaire céleste tant recherché ? Union dans la totalité du rêve qui est en gestation dans votre plan de vie actuel ? Voilà une piste de réflexion à explorer pour vous dans les temps actuels.

Votre partenaire cosmique est déjà en parfaite résonance avec votre Être et demande de se manifester dans une relation de couple à long terme, ici et maintenant. Il existe dans votre matrice. Vous y avez goûté partiellement dans cette rencontre avec la personnalité Jimmy, qui porte un aspect de l'Essence de cet idéal dans la troisième dimension. Maintenant, quand allez-vous le choisir sans compromis ? Cela demande a priori une reconnaissance de la puissance d'une telle union, qui apporte tout ce qui est en gestation, à travers tous les éléments qui animent ce rêve que vous portez. Tous les éléments. La personnalité Jimmy possédait en essence tout ce que vous avez su reconnaître, mais vous saviez, chère fille, qu'il y avait encore un écart entre le rêve et la réalité dans cette relation selon les paramètres actuels, n'est-il pas ? Alors, nous vous demandons à nouveau, quand allez-vous choisir d'entrer totalement dans ce rêve qui est, bien entendu, la manifestation de ce Nouveau Monde qui cherche implantation dans la troisième corde, et ainsi en vous-même ?

L'Âme maîtresse du partenaire céleste intensifie présentement la force d'attraction permettant l'émergence de la structure qui permettra un arrimage entre vos deux individualités, ici et maintenant. Les personnalités investies de ses couleurs et qui œuvrent dans l'entourage de votre vibration sont à s'éveiller. Une porte vers cet éveil s'est ouverte par ce lien que vous avez créé entre l'Être Jimmy et vous, chère Âme. Ainsi va l'ouverture de la conscience quand des personnalités se frottent l'une à l'autre dans un élan amoureux sincère. Ce qui est le cas dans ce que nous pouvons observer d'un point de vue de lumière.

Sachez chère fille que l'expérience vécue est venue semer dans votre personnalité, ainsi que dans celle de votre complice Jimmy, les éléments nécessaires vous permettant à tous les deux de vous ouvrir, de guérir, d'éveiller, de porter en terre une idée. Quelle idée ? Celle-là même qui fera de ce projet de réunification de vos deux Essences – celles de votre partenaire idéal et la vôtre –, une réalité dans la matière, en cette vie présente, dans un temps présent. Vous nous saisissez ?

… poursuivez, Myriam Marie… malgré l'incompréhension, poursuivez. Ce message s'adresse à votre sœur bien aimée France… ∞

Même Anne-Marie ne comprenait rien de ce qu'elle était en train de capter comme message !

∞ Vous êtes comme la chenille qui est maintenant prête à percer le cocon dans lequel elle s'était enfermée pour permettre l'éclosion de la vie plus vaste et plus riche. Il y a fissure en ce cocon. Il y a ouverture. Le déploiement des ailes se fera, et ainsi en sera-t-il pour le partenaire. Un moment privilégié pour permettre à cette relation d'amour de se déployer.

Rappelez-vous, chère Âme, que vous avez demandé à compléter un continuum d'incarnations dans cette présente vie en la personnalité France. Vous avez demandé dissolution du voile de l'illusion. Vous avez affirmé avoir la volonté de poursuivre sur le sentier de la connaissance et de la vérité de l'Être dans sa pluridimensionnalité. Le choix fut maintes et maintes fois réitéré. Cela est un chemin de deuils et de désillusions. La personnalité doit mourir à elle-même pour permettre au Maître d'entrer en ce monde par le véhicule corporel et ainsi amener conscience et lumière. Ce chemin peut être expérimenté en étant accompagnée du partenaire cosmique. Toutefois, l'ancrage des deux personnalités unifiées est un événement qui se produit quand les deux semences incarnées sont parvenues à se choisir dans une expérience de joie et de sérénité. Nous le répétons, il faut mourir aux croyances et aux illusions. Voilà ce que veut dire éviter de mettre le vin nouveau dans de vieilles outres. Nous vous aimons. ∞

Alors voici en gros ma compréhension de cet enseignement. D'abord, j'avais la confirmation que j'étais à la bonne place au bon moment, en ce sens que je ressentais réellement un changement émotionnel s'effectuer en moi, que les périodes de méditation que je m'accordais, surtout au lever du soleil, faisaient leur effet, et que je continuais à m'élever en vibration malgré cette séparation prématurée.

Maintenant, que signifiait au juste le concept d'Âme maîtresse dans la phrase : *∞ L'Être Jimmy étant un aspect, une manifestation de l'Âme maîtresse de votre partenaire cosmique... ∞* ?

Aucune idée !

Ce serait ma prochaine question, mais en attendant, j'imaginais que nous sommes tous issus d'une même Source qui se subdivise en plusieurs rayons formant des familles d'âmes, et que l'Âme maîtresse devait avoir un lien avec ma famille d'âmes, puisque Jimmy était un de mes jumeaux cosmiques, qu'on nomme aussi une flamme ou une âme jumelle. Mais une partie de mon cerveau, dans la troisième dimension, avait la nette impression de pénétrer dans une *twilight zone*, quand ce genre de notion était présentée par des guides de l'au-delà !

Une autre notion m'interpellait : Jimmy ne représentait qu'un aspect de mon partenaire cosmique, et non pas la totalité, c'est-à-dire qu'il portait à ce moment précis de notre rencontre une partie de l'Essence de ce que je recherche comme idéal, mais non complète puisqu'il avait encore à se guérir des blessures relationnelles du passé. Est-ce à dire qu'un autre homme allait se présenter, celui-là sans bagage émotionnel, ou à tout le moins avec seulement un petit baluchon de thèmes karmiques presque tous résolus ? C'est ce que j'interprétais de cet extrait :

∞ *L'Âme maîtresse du partenaire céleste intensifie présentement la force d'attraction permettant l'émergence de la structure qui créera un accord entre vos deux individualités, ici et maintenant. Les personnalités investies de ses couleurs et qui œuvrent dans l'entourage de votre vibration sont à s'éveiller.* ∞

Et pourquoi pas un nouveau partenaire pour prendre la relève et m'amener à faire un pas de plus vers mon idéal amoureux ? Que de suspense en vue ! Les guides me répétaient sans cesse d'ailleurs que pour voir le Maître en soi émerger, il faut mourir aux illusions de sa personnalité. Je ne pouvais donc pas m'accrocher à l'idée que Jimmy allait tout à coup revenir vers moi en prince charmant tout guéri pour m'emporter sur son grand cheval blanc. Je devais faire mon deuil de cette relation et m'ouvrir à autre chose. Et je savais bien que je n'étais pas «toute guérie» moi non plus, puisque je n'arrivais pas à manifester entièrement mon idéal, ∞ *ici et maintenant* ∞.

Les guides me stressaient, finalement, avec leurs grandes questions existentielles à répétition:

∞ *Alors, nous vous demandons à nouveau, quand allez-vous choisir d'entrer totalement dans ce rêve qui est, bien entendu, la manifestation de ce Nouveau Monde cherchant implantation dans la troisième corde (dimension), et ainsi en vous-même?* ∞

Une réponse franche? Pas la moindre idée!

CHAPITRE 26

L'Âme maîtresse

Le mois de vacances entre deux tournages de ma série télé a été si bénéfique que je me préparais à retourner à la maison, au cœur de mon terrain de jeu karmique, avec le sourire aux lèvres et l'aplomb d'une vendeuse d'assurances convaincue qu'elle a le meilleur produit à offrir. Je devais cette résurrection étonnante à la nature flamboyante de la campagne, à la présence réconfortante de mes enfants et de mes amis, mais aussi beaucoup aux enseignements précieux que j'avais reçus de mes frères des étoiles par le canal d'Anne-Marie. Comme je me l'étais promis, j'avais d'ailleurs demandé des précisions sur l'Âme maîtresse. Je voulais savoir ce que ce concept représentait et quel était son rôle dans la création de l'idéal amoureux. Voici ce que les guides m'ont répondu…

∞ *Chère Âme, nous attendions ce questionnement de votre part. Nous allons ici vous amener à ouvrir* votre conscience et à accueillir nos propos qui seront un prélude à la thématique de l'Amour dans la manifestation matérielle de la troisième dimension. Sachez que dans notre dimension, la notion d'Amour ne s'exprime point dans une expérimentation à l'échelle individuelle, mais plutôt collective. Nous baignons pour ainsi dire dans une infinité d'expressions d'Amour chaque fois que notre attention se porte vers une autre flamme de vie (une autre Âme). Il n'y a point d'attachement ou de sélection dans ce processus.

Maintenant, en ce qui concerne le voyage que vous faites dans la troisième corde, il faut que le duo Âme-Esprit projette sa flamme de vie dans une individualité, puisque le véhicule d'expérimentation en est un de matière et d'apparente séparation. Vous avez alors l'illusion d'être séparée du reste de l'Univers et du monde, pour ainsi dire, et vous croyez dès lors qu'il vous faut retrouver une cellule complémentaire, un partenaire, pour pouvoir exprimer tout l'Amour que vous portez. Car ce vaste réservoir d'Amour, qui est en réalité l'Essence même de votre Être, cherche à tout moment un chemin d'expression, d'émanation, dans toutes les dimensions, y compris la troisième. Il cherche à créer un chemin pour pouvoir déverser sur ce plan terrestre l'élément clé de Tout ce qui Est. De tout ce qu'Il Est, c'est-à-dire un seul élément : l'Amour.

Cela est en quelque sorte le mandat principal de toute individualité incarnée sur cette Terre. Or, le chemin que chacun souhaite emprunter dès le départ est celui du couple. Ce n'est certes pas un hasard qui pousse la vaste majorité des individualités à chercher sans cesse un partenaire de vie sur votre plan terrestre. Nous pourrions vous transmettre que ce chemin doit effectivement être emprunté, puisqu'il est le premier pas vers la réalisation de ce qu'est le grand *souffle de création à sa base. Pour amener toute forme de création sur votre plan de vie dans la matière, pour procréer, il faut une union entre deux cellules. Une fois l'arrimage bien vécu et intégré entre deux individualités dans une expression amoureuse qui se décline en sensations de paix, de sérénité et de don de soi dans une forme inconditionnelle d'Amour, l'ouverture plus vaste pourra être créée, et ainsi l'individualité aura accès à une élévation de la conscience en vue du retour en sa propre Source.*

Cela est la première marche dans l'exploration de l'Amour en la matérialité sur ce plan de vie, sur cette Terre. Les Êtres qui choisissent un chemin de solitude et d'ascétisme soit ont déjà emprunté le chemin de l'Amour du couple dans une autre vie et entreprennent maintenant le retour en la Source de leur Être, soit auront à le vivre ultérieurement, dans cette incarnation ou dans une prochaine.

Maintenant, lorsque nous vous entretenons d'une Âme maîtresse, nous tentons de semer en votre esprit une image afin de permettre la reconnaissance de ceux et celles qui pénétreront votre champ vibratoire pour venir secouer votre Être et permettre d'ouvrir certaines portes. L'Âme maîtresse est une énergie vivante, vibrante, pleine de cet Amour contenu en son Essence. Elle est mouvement continu exprimé en la cinquième dimension. Elle a voyagé depuis les dimensions supérieures, lorsqu'elle était unie dans un spectre de couleurs plus vaste, et est descendue vers la cinquième corde pour se contracter et chercher une couleur spécifique d'expression sur le plan terrestre. Ainsi, même lorsqu'elle a commencé sa descente vers la matière, son champ exploratoire se définit en la cinquième corde. De là, nous pourrions imager qu'elle projette ses rayons, un peu comme les doigts d'une main, vers

*une manifestation encore plus dense dans la matière,
soit la troisième dimension. Ainsi naissent sur votre
plan de vie, ou sur un autre (une autre planète) vibrant
dans la même corde ailleurs dans l'Univers, les enfants
de cette Âme maîtresse. Il y en aura plusieurs.*

*Pour parvenir à amener un élan de création
dans la matière, sachez chère Âme que chaque plan
de la création procède de la même manière. C'est ce
que cherchent à exprimer plusieurs de vos Maîtres
lorsqu'ils reconnaissent que le bas est à l'image du
haut. Que le microcosme est une expression du macrocosme. Que chaque plan de vie est un spectre holographique des plans multiples. Alors, de la cinquième
dimension, il doit y avoir arrimage entre deux Âmes
maîtresses pour créer les enfants qui chemineront sur
votre Terre.*

*Maintenant, imaginez que vous, chère France, vous
soyez l'enfant de l'Âme maîtresse en l'énergie féminine appelée Myriam Marie, de même que la messagère ainsi que plusieurs autres. L'Être Jimmy ainsi que
nombre d'individualités sont les enfants bien aimés
d'une Âme maîtresse en l'énergie masculine à laquelle
nous pourrions offrir le nom de Raphaël. S'il vous plaît,
veuillez ne pas vous attacher aux termes employés et
conserver l'ouverture nécessaire pour y reconnaître une
forme énergétique, une essence, un parfum, une couleur, un souffle. Pourquoi vous exprimons-nous cette
requête chère fille bien aimée? Afin que vous puissiez
la reconnaître chez d'autres individualités et ainsi permettre à votre personnalité France de vivre ce grand
rêve d'Amour dans le couple.*

*Nous avons maintenant en la cinquième corde deux
Âmes maîtresses qui se sont unies pour permettre à
leurs rayons respectifs de traverser les plans de création et offrir au plan terrestre plusieurs cellules indivi-*

*dualisées qui auront l'occasion d'amener Vie et Amour,
d'explorer dans des corps, de jouer, de créer... de vivre
tout simplement.*

*Soyons maintenant plus spécifiques. Le parcours
avec l'Être Jimmy fut pour vous, chère France, essentiel dans la séquence exploratoire de votre Être. Cela
est venu créer de l'espace afin d'attirer à vous l'expérience d'un partenaire dans la complétude, dans la
globalité de ce que vous portez en essence. Est-ce que
ce pourrait être encore l'Être Jimmy ultérieurement?
Certes, voilà une probabilité si cette expression de
l'Âme maîtresse choisit le même chemin. Il peut toutefois en être autrement. Nous vous informons depuis la
nuit des temps qu'en la troisième corde, le libre arbitre
colore toute expérience. Chaque action, chaque décision, chaque impulsion de la plus petite cellule de vie
peut faire changer le cours des choses. C'est pourquoi nous vous disons qu'il ne faut certes pas s'attacher à des résultats spécifiques. Rien n'est jamais
programmé qui ne puisse se défaire. RIEN. Tout est
mouvance, et la partie de vous qui cherche à vouloir
mettre une relation en boîte, à conserver, à faire cesser
le mouvement est la partie de la personnalité, de l'ego,
qui existe dans la temporalité et qui crée ce que nous
appelons les «illusions».*

*Lorsque l'individualité s'éveille et peut se recon-
naître comme Âme maîtresse, même dans une incarnation individualisée ici sur le plan terrestre, elle ne
connaîtra plus la souffrance et encore moins le sentiment de séparation puisqu'elle aura reconnu qu'elle
fait partie d'une Essence qui regroupe plusieurs Âmes
et qui évolue sur des plans de lumière dans lesquels la
finalité n'existe pas.*

*Quand une individualité choisit d'accueillir l'es-
sence d'un Être plutôt qu'une manifestation spécifique*

de celle-ci, le nom, le masque ou l'identité du partenaire de vie importe peu. Elle sait que sa création verra
le jour, peu importe le contenant dans lequel elle se
manifestera. La danse de la Vie peut ainsi commencer.
Les Êtres qui choisiront de danser ensemble seront une
expression de l'Amour véritable, et ainsi pourra commencer, comme nous le mentionnions précédemment,
le retour en la Source. Cette ascension qui est en réalité la reconnaissance de l'Âme maîtresse en soi.

Sachez qu'il peut y avoir une multitude d'expériences sur cette Terre avec différents rayons, différentes flammes de vie. Vous pouvez expérimenter avec
des individualités qui ne proviennent pas de l'Âme
maîtresse compagne avec laquelle vous avez été créée.
Toutefois, lorsqu'il y a arrimage avec une cellule provenant de votre partenaire céleste, vous pourriez avoir
le sentiment de vous retrouver en quelque sorte « à la
maison ». Le sentiment de solitude et de séparation
peut alors sembler vous quitter. Ce sera par contre une
sensation momentanée s'il y a encore en vous des blessures qui n'ont pas été visitées et guéries. Un partenaire dont la cellule de Vie provient de l'Âme maîtresse
à laquelle vous vous reconnaissez peut vous permettre
une élévation plus rapide. Toutefois, tous les chemins
vont mener vers le même but, c'est-à-dire la reconnaissance de ce Je Suis qui est au cœur de votre Être.

Nous pourrions terminer cet échange en ajoutant que les Âmes maîtresses de la cinquième dimension auront aussi à parcourir le chemin du retour vers
les dimensions supérieures... et ainsi de suite pour
chaque expression de Vie en chaque corde dans Tout
ce qui Est... afin d'entrer en communion parfaite avec
ce que vous appelez Dieu. Afin d'entrer dans la paix
de Dieu. ∞

*
**

Pour saisir l'essence de ce message, une explication sur le concept de la multidimensionnalité s'impose. J'enseigne depuis des années, par des conférences et des ateliers, que nous sommes tous des Êtres universels et multidimensionnels issus de la même Source et que nous ne vivons dans un corps physique sur cette Terre qu'une infime partie de notre expérience globale. Pour les besoins de l'exercice, visualisez cette Source, ou Dieu si vous préférez, comme une immense boule de lumière au centre de l'Univers, à l'origine de Tout ce qui Est et qui projette une infinité de rayons dans tous les sens, sans début ni fin. Chacun de nous, CHACUN, est l'expression de l'un de ces rayons.

Cette Source de lumière est composée de deux grands éléments : l'Amour et la Conscience. L'Amour est le moteur premier du mouvement de toute création dans l'Univers, et la Conscience en détermine la direction. On pourrait associer l'élément Amour à l'Âme et celui de la Conscience à l'Esprit. Quand le duo Âme-Esprit (Amour-Conscience) s'incarne dans la matière, nous obtenons ce que les religions ont appelé la trinité, c'est-à-dire l'union de l'Âme (l'Amour ou le Père), de l'Esprit (la Conscience ou le Saint-Esprit) et de l'Être physique créateur que nous représentons dans la matière (le Fils). Ainsi, l'Amour devient le carburant de toutes nos créations, puisque nous sommes tous des enfants de cette même Source, donc des Êtres constitués uniquement d'Amour et de Conscience.

Quand j'associe le mouvement à l'élément Amour, quand je parle de création, cela fait de chacun de nous des artistes, les artisans de notre vie, les maîtres d'œuvre de toutes les situations que l'on crée au cours de notre expérience sur Terre. Ce mouvement, l'Amour, est à l'origine de toutes les actions que nous posons, de toutes les paroles que nous prononçons, de toutes les pensées que nous émettons, même si nous n'avons pas toujours cette impression amoureuse dans la dualité de la troisième dimension.

Par exemple, nous nous levons le matin par Amour de la Vie, nous préparons le petit-déjeuner à nos enfants par Amour, nous allons travailler par Amour, nous entrons en relation avec les autres par Amour, nous créons un projet par Amour, nous écoutons de la musique ou regardons une œuvre artistique par Amour, nous jouons par Amour, nous nous animons pour tel ou tel autre sujet d'actualité par Amour... Bref, le mouvement qui nous anime est Amour.

Et quand il y a moins d'Amour, quand le mouvement créateur est altéré, nous nous rendons malade. La maladie apparaît toujours comme un indicateur qu'il y a un manque d'Amour, qu'il faut réajuster le tir, revenir à nos idéaux, retrouver le créateur en nous pour permettre au mouvement de reprendre sa fluidité essentielle au bon fonctionnement des cellules de notre corps. Cela semble simpliste, mais c'est pourtant une grande Vérité. L'être humain est Amour, et c'est ce qui est à la base du mouvement de toute forme de Vie. Quand le mouvement ralentit ou s'interrompt, l'humanité se fait mourir à petit feu.

La Conscience, elle, est la direction qu'on donne à ce mouvement. Dans mon cas, je suis une enseignante éclaireure et une animatrice, et ma Conscience m'a tranquillement dirigée vers ce mandat de vie. Au fil des années, je suis fréquemment tombée malade et j'ai dû rajuster le tir pour entrer dans ma véritable création qui était de transmettre des connaissances à ceux qui souhaitent les recevoir.

Suivant cette logique, un enseignant se doit d'enseigner, un guérisseur de guérir, un bâtisseur de bâtir, un artiste de créer, un inspirateur d'inspirer, un pacificateur de pacifier et ainsi de suite pour tous les mandats de vie aux couleurs infinies. Et chacun arrive dans cette vie avec un mandat précis, que ce soit simplement de rayonner comme un gros soleil pour répandre de la joie sans aucun autre but que de faire du bien, jusqu'à diriger le destin d'une grande puissance mondiale en leader pacificateur. Aucun mandat n'est plus important qu'un autre, et la vie n'a d'autre objectif que d'être, tout simplement. Toutes les notions de performance, de comparaison et de compétition sont des valeurs en voie de disparition dans le Nouveau Monde, puisque de plus en plus de gens prennent conscience qu'il n'y a pas d'autre but à la vie que de vivre et de créer selon nos dons et nos talents. Et chaque être humain possède des dons et des talents uniques qui ne demandent qu'à s'exprimer sans être comparés, jugés ou évalués. Comme le chêne qui ne se compare jamais au roseau et respecte entièrement sa présence dans un équilibre parfait de la nature puisqu'il sait que le roseau y contribue tout autant que lui.

Mais revenons à la notion d'Être multidimensionnel. Si nous sommes tous issus de la même Source, nous empruntons des chemins différents pour atteindre la troisième dimension dans un corps de matière. Voyez le rayon de lumière que vous êtes comme un voyageur interdimensionnel qui se contracte, se densifie quand il traverse les multiples plans parallèles pour atteindre la troisième corde, celle dans laquelle on vit présentement et qui a amorcé son retour vers la Source, puisque la Terre, elle, vibre déjà dans la quatrième dimension. Il n'est pas important ici de savoir combien il existe de dimensions dans l'Univers, parce que le cerveau humain, à cette étape-ci de notre évolution, n'a pas la capacité de saisir toutes les nuances très subtiles et complexes qui s'y rattachent.

Si les physiciens quantiques ont élaboré à travers la théorie des cordes qu'il en existerait au moins onze, le Maître Saint-Germain m'a déjà mentionné qu'il en existerait en fait seize. Sachez toutefois que notre expérience individuelle débute à partir de la cinquième dimension, ce qui veut dire que dans les plans supérieurs, on parle de Consciences collectives, et non plus de Consciences individualisées. C'est donc dire que dans les dimensions plus élevées, nous faisons tous Un, tout en ayant des ports d'attache dans certaines dimensions en particulier, suivant nos champs d'intérêt. Par exemple, la dimension des éclaireurs se trouve dans la septième corde, et c'est pourquoi les guides qui s'adressent à nous à travers le canal d'Anne-Marie proviennent de cette Source.

Mais tous les *channels* que je connais captent des vibrations différentes en fonction des fréquences qu'ils portent en prédominance. La cinquième dimension est en fait un carrefour où l'on a accès à toutes ces vibrations parce que nous sommes tous des canaux de réception, que nous en soyons conscients ou non. Quand on élève notre vibration et qu'on accède à la cinquième dimension par la méditation ou la contemplation, on peut se connecter à ce buffet énergétique de ce que les initiés nomment des guides, des maîtres ascensionnés ou des anges. Ce ne sont en fait que des fréquences vibratoires différentes qui sont accessibles à partir de la cinquième corde et que nous pouvons tous canaliser, notamment par l'écriture inspirée ou autres facultés psychiques comme la clairvoyance et la clairaudience. La cinquième dimension n'est pas un lieu ou un espace, comme je l'avais imaginé au début, mais bien un état de conscience encore plus élargi que celui de la quatrième, plus fluide, c'est-à-dire qui vibre à une fréquence encore plus élevée, celle des grands Maîtres.

Maintenant, que comprendre des notions d'Âme maîtresse ? C'est la partie de nous qui est branchée sur un collectif d'Âmes et qui, lorsqu'elle s'unit à partir de la cinquième dimension à un autre collectif, crée des « enfants » qui seront projetés vers la troisième dimension, en contractant leur vibration afin de « descendre » dans la matière. On utilise ici le mot « descendre » parce qu'il faut en quelque sorte abaisser notre fréquence vibratoire pour entrer dans la matière, pour que notre duo Âme-Esprit se densifie et conscientise un corps physique.

Suivant ce raisonnement, mon Âme maîtresse, que les guides ont nommée Myriam Marie (la même essence que portait Marie-Madeleine), et celle que porte aussi Anne-Marie et plusieurs autres personnes, aurait rencontré l'Âme maîtresse de Jimmy, en l'essence de Raphaël, le patron des guérisseurs, pour « faire des petits » et envoyer ses émissaires sur le plan terrestre. Par extension, tous les humains sont l'expression d'une rencontre entre des Âmes maîtresses X et Y qui ont « accouché » d'une nouvelle fréquence et envoyé ces rayons de lumière se contracter dans la matière de la troisième dimension.

Or, si je porte l'essence de Myriam Marie en majorité, je présume que je porte aussi un peu de l'essence de guérison de Raphaël, tout comme ma jumelle. Cela doit être comparable au code génétique que nous transmettent nos parents biologiques. Nous portons un ensemble de traits et de caractéristiques provenant de nos parents, parfois un peu plus de la mère, d'autres fois un peu plus du père, mais nous sommes aussi notre propre création en fonction des influences qui nous façonnent au fil du temps. Bien sûr, je n'ai pas encore intégré l'ensemble des subtilités de ce texte. Je ne le ferai peut-être jamais. Mais j'en saisis l'essentiel et cela m'apporte une compréhension beaucoup plus vaste de la Vie dans sa globalité. Pour ramener ça sur le plancher des vaches, Jimmy serait donc une autre expression humaine de l'union de nos mères et pères célestes – appelons-les toujours pour les besoins de la cause Myriam Marie et Raphaël –, et notre courte histoire d'Amour, une union réelle entre deux flammes jumelles, a permis une ouverture et une guérison d'un aspect de moi suffisantes pour me propulser vers la reconnaissance de mon Essence primordiale et me permettre de créer dans le futur mon idéal amoureux, puisque cela n'avait pas encore été le cas. Je m'en étais rapprochée dans ma courte relation avec Jimmy, mais je n'y avais pas encore touché. Pas complètement, du moins, et je le savais pertinemment.

Ce que je réalise aujourd'hui, c'est qu'une rencontre avec une flamme jumelle permet de se sentir aimé pour Tout ce qu'on Est, dans l'entièreté de notre Être, puisque l'autre nous reconnaît totalement. Une reconnaissance vibratoire, bien sûr, et c'est parfois subtil, mais je comprenais tout de même ce que les guides voulaient semer comme germe d'une compréhension plus globale de la Vie.

En cinq mois de relation, j'avais eu le temps de ressentir cette reconnaissance de mon amoureux, parce qu'il m'avait aimée avec toute mon intensité, toutes mes passions et toutes mes peurs, mes lubies, mes certitudes, mes dons et mes lacunes, bref tout ce que j'étais... ou presque. Je dis presque, parce que mon côté gourou, l'enseignante éclaireure en moi qui est appelée à parler publiquement de spiritualité, lui faisait peur. Quoi qu'il en soit, le travail avait quand même été fait. Je m'étais reconnue et réapproprié toutes les parties de mon Être. Et à partir de cette reconnaissance, une guérison devenait possible. Au fond, Jimmy n'a fait que me pousser vers cette reconnaissance, et en ce sens il a accéléré le processus pour m'amener à m'aimer complètement, dans Tout ce que Je Suis. Merci Jimmy !

C'est à ça que sert l'union avec une flamme jumelle. Accélérer le retour vers soi, vers notre grand Soi, notre Je Suis véritable, notre Source. L'autre n'est en fait qu'un facilitateur du retour à la maison, non pas le but comme tel. Et toute relation amoureuse, que ce soit avec une flamme jumelle, avec une âme sœur ou avec une âme compagne, poursuit le même objectif de nous pousser vers l'Amour de nous-même. La seule différence, c'est qu'une flamme jumelle ou une âme sœur nous force à nous reconnaître plus vite encore.

Et une fois qu'on a élevé notre vibration jusqu'à la cinquième dimension, ce que les grands Maîtres comme Akhénaton, Jésus, Bouddha et les autres ont fait sur cette planète, le retour vers la Source se poursuit dans les dimensions plus subtiles, hors matière. C'est à ce moment qu'on sort de la roue de la réincarnation, qu'on n'a plus à s'incarner sur ce plan terrestre ou un autre qui vibre en troisième dimension. Parce qu'on a compris l'ensemble de l'expérience et qu'on vit dans l'Amour inconditionnel. On peut enfin rejoindre le Tout.

Et tout cela s'amorce à travers l'idéal amoureux, dans une vie ou dans une autre. Vivement que je le manifeste dans ma vie actuelle!

Mais puisqu'on a l'éternité, pas de panique... Ça demeure une affaire de libre arbitre. La question est simple, qu'est-ce que je veux? Et qu'est-ce qu'on veut collectivement? Veut-on vivre encore dans la dualité, la souffrance et la peine, ou voulons-nous nous élever pour atteindre notre plein potentiel d'être humain et connaître la joie pure et la paix intérieure?

Il me semble que la réponse est évidente, mais la grande majorité des femmes et des hommes de cette planète ne la choisissent toujours pas! Et j'étais comme les autres, puisque je ne vivais toujours pas mon idéal.

Qu'est-ce que je n'avais pas encore compris?

CHAPITRE 27

Le Couple solaire

Au début d'août, après ce long mois de congé, je suis donc revenue en ville la tête pleine de nouveaux concepts. Les guides m'avaient transmis plusieurs enseignements qui comportaient beaucoup de notions tel le « Couple solaire », dont je n'avais jamais entendu parler si ce n'est par association avec d'autres idées ressemblantes. J'avais assisté dans le passé à un propos du Maître Saint-Germain sur les couples d'âmes sœurs qui peuvent devenir des duos spirituels lorsqu'ils guérissent leurs blessures karmiques ensemble, et par la suite, des duos cosmiques. Le Couple solaire serait donc l'équivalent du duo spirituel, soit un partenariat entre deux personnes qui ont dissous le plus gros de leur karma et qui stimulent mutuellement le mouvement créateur de l'autre dans la joie pure.

Pour ce qui est du Duo cosmique, il serait l'aboutissement ultime de la relation entre deux Êtres entièrement réalisés. Soulignons notamment que Jésus et Marie-Madeleine formaient un couple cosmique, puisqu'ils vibraient dans l'Amour inconditionnel de la cinquième dimension. En somme, ils avaient atteint le niveau tant souhaité par l'ensemble des êtres humains, qu'ils en soient conscients ou non. Un idéal que nous portons tous, mais qui demeure logé au plus profond de notre inconscient, jusqu'à ce que nos blessures deviennent si intenses que nous ne puissions plus continuer la route sans effectuer un coup de barre majeur.

Ces changements de cap sont souvent provoqués par des dépressions, des *burn-out* ou autres maladies causées par une perte de sens, des chocs émotionnels violents ou une simple «écœurite aiguë» de ne pas vivre la vie amoureuse qu'on avait imaginée dans nos rêves les plus fous de jeune romantique. Parce que la relation de couple idéale existe sur cette planète, soyez-en assurés. On peut d'ailleurs la créer à tout moment quand on a amorcé une guérison émotionnelle et compris les notions de la véritable alchimie. Mais portons notre attention sur l'idée du Couple solaire que les guides ont tenté d'implanter dans mon esprit tout au long des vacances.

Au fil des nombreux textes canalisés par Anne-Marie pendant l'été (messages présentés dans leur version intégrale en annexe), de nouvelles notions sont venues s'imprégner dans mon expérience mentale, mais surtout sensorielle. J'avais à laisser couler la vibration de ces mots en moi pour leur permettre de faire leur chemin jusqu'au plus profond de ma connaissance cellulaire, là où nous savons, où nous possédons le Savoir universel. Et cette connaissance cellulaire s'éveille quand on lui en donne la permission, quand on se donne l'autorisation de pénétrer au cœur de notre Être.

Chaque cellule de notre corps est intelligente et possède toute la connaissance de l'Univers. C'est à cela que les grands Maîtres faisaient référence quand ils affirmaient que le microcosme est à l'image du macrocosme, que le bas est à l'image du haut. La cellule est une image holographique de tout le corps humain, qui est lui-même un hologramme de toute l'humanité, en ce sens que chaque être humain représente une des milliards de cellules qui le composent, et l'humanité à son tour devient un hologramme de notre galaxie qui, elle, fait office d'hologramme de l'Univers tout entier. L'infiniment petit est à l'image de l'infiniment grand.

Bien que j'aie compris intellectuellement la majorité de ces notions en 2009, je n'en avais encore jamais fait l'expérience. Il me manquait donc la partie la plus importante de la compréhension, soit l'intégration par le vécu. Et je le répète, la véritable connaissance passe par l'expérience, tout le reste n'est qu'information. Il me faudra donc en faire l'expérience ultérieurement, mais en attendant, je partage ces concepts pour qu'ils s'imprègnent également dans votre imaginaire et qu'ils fassent leur chemin jusqu'à votre propre connaissance cellulaire.

Alors voici. Les guides m'ont expliqué la notion de Couple solaire comme étant un premier idéal à atteindre en relation amoureuse. Le Couple solaire est la représentation de deux Êtres unis par un véritable lien du cœur, ce centre énergétique qu'on nomme le cœur solaire, puisqu'il est directement lié à notre Source, à la Lumière, à Dieu. Le Soleil, je le répète, est la représentation la plus proche de la Source, ici dans notre galaxie, et produit la lumière qui nous permet de vivre sur cette planète. Puisque nous sommes des Êtres de lumière incarnés dans la matière, le Soleil devient par extension le symbole de ce qui nous anime, de l'Amour qui crée le mouvement en nous, de l'Âme qui s'incarne en nous et fait de nous des créateurs. C'est ce que les Incas et les autres peuples indigènes qui vénéraient le Soleil avaient compris, de façon très intuitive sans doute, mais tout à fait juste. Bien sûr, le Soleil n'est pas un dieu en soi, mais il représente la manifestation physique la plus proche de cette Source lumineuse (le duo Âme-Esprit) qui nous habite.

La notion même de Couple solaire est possible et soutenue par la théorie évolutive de Confucius, qui avançait que «le tout est plus grand que la somme de ses parties». Le duo solaire devient par le fait même plus grand que la somme de ses parties, puisqu'une troisième entité se crée lorsque deux Êtres se connectent par le cœur et rayonnent comme un tout beaucoup plus grand que le duo qui le compose. Le terme «Couple solaire» vient renforcer l'image intérieure de cette entité vibrante, vivant par elle-même, qui décuple le rayonnement d'un seul individu par le simple fait d'accompagner et d'être accompagné sur le parcours par un partenaire de vie qui vibre sur la même corde que lui et dont les plus grosses blessures sont guéries. On va estimer ici que le pourcentage de guérison émotionnelle nécessaire à la formation d'un Couple solaire répond à la règle du 80-20. Il faudrait donc que les deux partenaires aient en grande partie, voire en totalité, complété la dissolution de leurs charges karmiques.

Est-ce que le complice dans ce duo doit absolument être une âme sœur ou une flamme jumelle? Bien sûr que NON! Tous les chemins mènent à

Rome, mais l'âme sœur ou l'âme jumelle peut accélérer le processus de guérison en donnant l'impression d'être «à la maison» grâce à une sensation de connu et de réconfort. Ce sentiment de sécurité peut toutefois n'être qu'illusoire et temporaire, comme le mentionnaient les guides, si l'un des deux partenaires, ou les deux, n'a pas fait le travail d'épuration et de dissolution des thèmes karmiques qu'il porte. Ce qui représente encore à ce jour la vaste majorité des couples!

Comment en sommes-nous arrivés, dans nos sociétés modernes, à choisir des partenaires de vie avec qui les conflits ou les malentendus dégénèrent presque systématiquement en séparation ou en relations entre des gens qui s'endurent par défaut? C'est à cause de la dualité de cette troisième dimension dans laquelle on avait à rencontrer nos blessures par des miroirs, ceux que nos partenaires nous renvoient pour qu'on puisse mieux prendre conscience de ce qu'on porte comme charges émotionnelles, y prêter attention et les dissoudre. Une fois les thèmes karmiques reconnus, une fois les blessures dévoilées au grand jour, une fois les plaies cicatrisées, on peut enfin se reconnaître comme Être divin et amorcer le chemin du retour en notre Source.

Bien sûr, toutes nos relations, qu'elles soient familiales, amicales ou de travail, contribuent à nous pousser vers cette guérison et cette reconnaissance. Mais les relations de couple demeurent de loin le terrain de jeu le plus propice pour faire tomber les masques de nos personnages, pour enlever des couches d'ego et pour retrouver notre véritable nature, notre essence divine, vu l'intimité et la proximité qu'on crée avec l'autre. Parce qu'on attire toujours ce qu'on porte, même inconsciemment. C'est une loi de la physique universelle, la base même de la loi de l'attraction. En ce sens, l'image reflétée par le miroir que nous offre notre partenaire de vie nous force à voir tous les aspects de notre Être... souvent bien malgré nous!

La bonne nouvelle, c'est qu'on n'a plus, dans le Nouveau Monde qui vibre maintenant en quatrième dimension, à vivre ces relations dysfonctionnelles, puisque la Terre mère a amorcé son retour vers les dimensions supérieures depuis le début de l'année 2012. Et cela est irréversible. Le taux vibratoire s'est élevé pour nous permettre de sortir collectivement de cette dualité et de créer de nouvelles relations (au sein même de notre couple ou avec un nouveau partenaire) sans friction, sans douleur, sans opposition, bref, sans les éléments qui ont maintenu en vie ce monde dualiste pendant des millénaires.

On a pourtant cultivé l'impression depuis toujours qu'une relation de couple pouvait nous offrir exactement l'inverse : un refuge douillet et sécuritaire loin des douleurs de ce monde. On a projeté sur l'autre l'espoir de nous compléter, de nous apporter la paix intérieure et la sérénité, de combler nos manques et de nous faire grandir. Mais on s'est trompés sur toute la ligne, sauf pour ce qui est de l'aspect de la croissance. Le partenariat de couple n'aura finalement servi qu'à provoquer notre ascension dans une vie ou dans une autre, à nous faire grandir à travers des douleurs parfois insupportables mais essentielles à notre compréhension plus globale de l'Amour qui est logé au cœur de notre Être, dans ce cœur solaire, et non dans une source extérieure.

En relisant ces enseignements, j'ai tout à coup pris conscience de tout ce que j'avais personnellement projeté dans ma vision de l'idéal amoureux.

J'avais en effet toujours cru que je ne serais pas entière ni complètement heureuse si je ne créais pas le couple idéal avec un partenaire sur la même longueur d'onde (quelle belle expression!) que moi. Or, j'avais tout faux! Il ne me fallait pas trouver l'âme sœur pour me sentir complète, il me fallait d'abord être complète pour m'attirer un amoureux en concordance avec ma vibration et qui puisse m'accompagner pour créer cet idéal.

Eh oui, dans mon cas, puisque je le porte très fort depuis ma tendre enfance, j'allais le vivre, ce grand Amour, mais seulement lorsque je me sentirais pleine et complète par moi-même. Il me fallait avant tout m'unir à moi, et l'idéal se pointerait assurément au détour... puisque je suis encore et toujours la seule créatrice de ma vie.

Ça me donnait un bel objectif à concrétiser pour la rentrée d'automne!

CHAPITRE 28

La réconciliation

J'ai repris les tournages de ma série télé le cœur léger et investie d'un nouvel espoir : tout était possible et je pouvais créer ce que je voulais dans chacun des aspects de ma vie, en commençant par le dossier Amour.

Quelques jours après mon retour au travail, j'ai croisé Jimmy dans le quartier. Il roulait à vélo, en grande conversation avec un client sur son iPhone, et était par le fait même dans sa bulle, absorbé comme il l'a toujours été par ses millions de projets. Moi, je m'entraînais en patins à roues alignées, question d'entretenir un peu mon cardio après des semaines de vacances pendant lesquelles j'avais pris le temps de bouger tous les jours, justement pour reprendre le boulot au sommet de ma forme. Imaginez la scène. Une grande blonde en short sexy qui déambule le sourire aux lèvres dans les rues pratiquement désertes de notre petite ville, mais qui passe totalement inaperçue tellement le gars à vélo est concentré sur son petit appareil électronique entièrement dénué de *sex appeal* et de chaleur humaine. Du grand Jimmy! Mais quand la Vie veut te mener quelque part, elle trouve le chemin. Je l'ai donc recroisé quelques minutes plus tard et il m'a finalement aperçue du coin de l'œil en éteignant son téléphone avant de ranger son vélo. Je n'ai pas perdu de temps et lui ai dit que j'aimerais l'inviter à boire un verre sur ma terrasse pour discuter un peu. Il m'a suivie sans hésitation, et dès que j'ai déposé le verre sur la table je lui ai lancé, sur ce ton assuré qui est devenu ma marque de commerce humoristique:

— Ta vie doit être horriblement plate sans moi, non?

— Oui, a-t-il rétorqué du tac au tac.

Tellement que je me suis esclaffée et qu'on s'est sautés dessus quelques minutes plus tard en s'attirant l'un l'autre à l'intérieur afin de fuir les regards des voisins.

Dans les jours qui ont suivi, on a convenu qu'on serait amants le temps de savoir quel type de relation nous convenait le mieux. Je suis fondamentalement une femme d'engagement, je ne recherche pas les aventures, mais j'étais prête à faire cette concession le temps que Jimmy finisse ses deuils et sache ce qu'il voulait vivre avec moi. J'admets que j'ai apprécié cette phase relationnelle. *No strains attached*, comme disent les Américains. Pas d'attache, pas d'attachement affectif non plus, pas d'obligations, seulement le plaisir de se retrouver en cachette de nos enfants quand on en avait envie. J'aimais nos échanges de courriels parsemés d'allusions coquines et les petits jeux qu'on jouait pour se donner des rendez-vous galants. Mais je savais pertinemment que ça ne pouvait durer sous cette forme. Soit on reprenait, soit on se laissait pour de bon. Jimmy était toujours aussi occupé. Ses projets l'amenaient à voyager partout dans le monde, et au cours d'un week-end qu'il passait seul à Nantes pour une rencontre de travail, il m'a jointe sur Skype à la maison de campagne. On a jasé longuement, comme on le faisait toujours. Jimmy est un philosophe qui aime discuter et étayer ses idées et, au bout de notre conversation, il m'a lancé sans préavis un « Je t'aime » bien senti. Il l'avait réalisé avec la distance. En fait, il n'avait jamais cessé de m'aimer, mais la situation qu'il vivait depuis sa séparation l'avait meurtri. Il avait eu besoin de ce recul pour se retrouver et ressentir ses élans profonds.

Je savais bien qu'il m'aimait, et je l'aimais tout autant, mais ce qui me faisait le plus sourire était que les guides avaient encore eu raison. Ils m'avaient prévenue un an auparavant qu'une union précipitée entre nous provoquerait des remous. Évidemment, j'avais fait ma légendaire « tête de cochon » en entrant en relation de façon prématurée avec Jimmy, et notre couple en avait vite subi les contrecoups... ainsi qu'on me l'avait prédit !

Nos retrouvailles, à son retour de France, ont été magiques. Je savais que je voulais m'engager avec lui, bâtir un projet commun, et j'avais hâte de franchir toutes les étapes suivantes. Je trépignais à l'idée qu'il emménage en haut de chez moi dans le duplex, même si ça ne se ferait que huit mois plus tard. J'anticipais avec joie nos soupers en famille recomposée avec nos quatre enfants, dans un bordel assuré de cacophonie et de vaisselle sale. Mais ça aussi prendrait du temps, puisque ses petits monstres ne savaient toujours pas que leur père avait une blonde, qu'on s'était quittés et qu'on avait repris, tout ça en l'espace de huit mois! La vie serait enfin douce et agréable avec ma petite flamme jumelle. On ferait plein de plans grandioses pour changer un peu le monde ensemble et on se regarderait vieillir quelque part en Afrique, après avoir contribué à créer une nouvelle façon de faire de l'humanitaire. Beau programme, non?

Le 1er décembre, Jimmy s'est plutôt offert une dépression pour cadeau d'anniversaire. Je le voyais sombrer lentement dans une forme de paranoïa associée au travail. Tout ce qu'il avait entrepris comme projets simultanés commençait à lui peser lourd, les échéances serrées et la pression augmentant considérablement son niveau de stress déjà dans le plafond, vu le caractère instable de son travail de créateur pigiste.

Pendant les fêtes, j'ai été confrontée à son angoisse, qui se manifestait par son besoin de solitude et son regard vitreux d'homme en détresse émotionnelle. Il m'a laissée seule à la campagne pour tenter de reprendre la barre de son navire à la dérive. Cette période de quelques mois a été difficile pour nous deux, mais elle a aussi permis de souder notre lien relationnel. Jimmy a pris conscience de ce qui l'animait vraiment, tant sur le plan professionnel que sur le plan personnel. Il a fait le tri dans ses contrats, a conservé les projets qui le faisaient réellement vibrer, en a délégué d'autres à des collègues et en a carrément abandonné certains pour avoir plus de temps à consacrer à ses enfants et à notre relation.

Pour ma part, l'accompagner dans sa dépression a été très révélateur. Je constatais que j'avais répété avec lui le *pattern* familial, mais cette fois j'expérimentais la situation avec de nouveaux outils dans mon coffre. Quand mon père avait sombré dans une profonde dépression, en 1977, et qu'il s'était enlevé la vie alors que je n'avais que quatorze ans, je n'étais pas outillée pour faire face à ce genre d'événement. Là, à quarante-cinq ans, je possédais une compréhension beaucoup plus vaste de la vie, j'avais intégré que la dépression est causée par une perte de sens et qu'elle représente pour ceux qui la vivent une formidable occasion d'apporter les changements nécessaires à la reprise de leur pouvoir créateur. Je pouvais donc être une meilleure partenaire dans sa guérison, et non pas une béquille ou, pire, un poids supplémentaire sur ses épaules déjà fragilisées.

Il en a d'ailleurs été très reconnaissant. Jimmy est un homme d'une grande lucidité et d'une formidable conscience. Deux ingrédients qui l'ont beaucoup aidé à guérir.

CHAPITRE 29

On est tous médiums!

L e vent frais du printemps a eu tôt fait de souffler les derniers signes de dépression et m'a ramené mon amoureux dans toute sa splendeur. Sa guérison était aussi un peu la mienne, puisque je n'étais pas tombée dans le panneau de me sentir coupable de répéter le scénario de mon enfance et que j'avais su traverser cette épreuve de couple avec un certain détachement, tout en étant aimante et empathique.

Parallèlement, je vivais des heures d'instabilité financière, ne sachant pas si ma série télé, qui avait connu un succès relatif avant Noël, allait revenir à l'antenne à l'automne 2010. J'avais travaillé à l'élaboration de cette deuxième saison pendant plusieurs semaines et je commençais à angoisser devant la possibilité de me retrouver devant rien, encore. C'est le lot de tous les pigistes et des créatifs comme moi qui vivent essentiellement de leurs propres projets que de baigner dans l'insécurité chronique. Pour ma part, j'ai toujours bien vécu avec cette réalité, mais j'étais tout de même une mère de famille monoparentale une semaine sur deux, fallait bien que je nourrisse mes petits chéris !

Une nuit de mars 2010, un cauchemar m'a réveillée et m'a tenue en haleine jusqu'au matin. Pour résumer mon rêve, j'assistais, tel un petit oiseau juché au plafond d'une grande pièce, à une scène entre la productrice de ma série télé et mes collègues de travail. Elle leur apprenait que le diffuseur avait finalement décidé de retirer mon émission *Si c'était vrai* de la prochaine grille horaire. En fait, tout le monde dans les deux boîtes, tant chez les producteurs qu'à Canal Vie, savait ce qui s'en venait... sauf moi !

Je me suis assise dans mon lit, haletante. J'ai repris mon souffle et j'ai tenté en vain de me rendormir, repassant en boucle les échanges entre le diffuseur et ma patronne, puis entre elle et mes coéquipiers. J'avais beau me dire que ce n'était qu'un rêve, les minutes jusqu'à l'aube m'ont paru interminables. À 9 h 01, j'ai composé le numéro du bureau, les mains tremblantes et le cœur battant.

— J'allais t'appeler aujourd'hui, France, m'a répondu la productrice, un peu mal à l'aise.

Son malaise perceptible était d'abord causé par le fait qu'elle ne pouvait visiblement rien me cacher, car je fais des rêves prémonitoires chaque fois qu'une mauvaise nouvelle s'apprête à me tomber dessus, comme si mon Âme ou des guides nocturnes quelconques voulaient me préparer au choc afin de l'amenuiser. Mais elle était surtout malheureuse de ne pas produire une deuxième saison, la première ayant été si emballante que toute l'équipe de tournage s'excitait depuis des mois à l'idée d'en tourner une autre.

Après avoir entendu les explications d'usage sur le pourquoi du comment et autres raisons très contestables invoquées par le diffuseur pour ne pas reconduire la série, j'ai raccroché, dépitée. Je ne me souviens pas bien de l'heure qui a suivi, si ce n'est que j'ai pris ma voiture et que j'ai roulé sans destination précise jusqu'à ce que la sensation de brûlure dans mon plexus s'éteigne. En entendant la productrice me transmettre la nouvelle, j'avais ressenti une fois encore cette incontournable charge émotionnelle qui irradie dans ma poitrine tel un feu ardent, un poison venimeux qui envahit toute ma cage thoracique et se propage jusqu'au cerveau. Trop absorbée par cette sensation violente, je n'écoutais plus rien depuis déjà quelques minutes, quand elle s'est confondue en excuses et justifications avant de me saluer et de me convoquer à une future réunion pour décanter le tout et «brainstormer» sur d'autres idées.

Je le reconnaissais si bien, ce sentiment d'être jugée et condamnée sans pouvoir me faire entendre. D'être rejetée et abandonnée sans appel. C'était le même *feeling* que le matin fatidique où j'avais aperçu la nouvelle blonde de Philippe sortir de chez lui, après avoir assisté aux menus détails de la scène en rêve quelques heures auparavant. En somme, peu importe la cause, l'effet demeurait le même, soit une sensation de brûlure insoutenable au plexus qui se répand dans tout mon corps à la vitesse de l'éclair.

Mais quelque chose en moi avait bougé. Au bout d'une heure, je suis rentrée à la maison soulagée. Je me suis pincé le plexus à plusieurs reprises pour m'assurer que je n'étais pas endormie ou devenue tout à coup insensible. Je n'avais déjà plus mal. J'avais réussi en quelques minutes, perdue dans mes pensées à un point tel que je devais être un danger public sur la route (!), à transmuter la sensation d'agression en soulagement. Que s'était-il passé? Force était de constater que tout le travail fait sur moi dans les dernières années commençait à porter ses fruits. J'avais développé une certaine habileté à utiliser mes outils intérieurs quand une situation l'exigeait. J'avais transcendé la sensation par une prise de conscience et une compréhension plus globale, au deuxième niveau, de mon expérience humaine. J'avais notamment intégré que tout revers, ou plutôt ce que nous nommons un « échec » dans nos sociétés de performance, n'était en fait qu'une illusion de plus pour faire tomber les masques de notre personnage et nous montrer une voie alternative vers la pleine réalisation de notre Être véritable. Je n'avais aucune idée de ce que je ferais « quand je serais grande », mais je portais la conviction que cet événement douloureux, comme tous les autres d'ailleurs, n'avait d'autre but que de m'indiquer le chemin. Il me fallait donner un coup de barre, réaligner ma création pour qu'elle soit plus en lien avec mon essence primordiale, pour qu'elle serve mieux encore l'enseignante éclaireure en moi.

Mais par où commencer? Et comment faire? L'éternel mot « comment » arrive toujours numéro un au classement des questions qui surgissent dans ma tête quand j'intègre un nouvel enseignement. Et « combien de temps » vient juste après « comment », parce que, en impatiente chronique, j'ai toujours hâte de me mettre en action pour renverser la situation à mon avantage. J'avais beau avoir une connaissance plus vaste des lois universelles, ça ne me donnait pas la recette pour créer la suite des choses.

Or, tous les matins, après ma méditation, je prenais mon stylo et je le laissais aller pour qu'il m'indique le sentier à emprunter. Un beau jour de mai, la réponse est descendue très clairement par mon canal. Les «guides», ou mon Moi supérieur (je le nomme de plusieurs façons, parce que je ne sais toujours pas quelle est cette énergie que je capte en écriture inspirée), m'ont dit clairement que je me devais de faire un *reset*. Je sais que je suis réellement en écriture automatique quand je reçois des éclairages dans lesquels les mots ne font pas partie de mon vocabulaire courant. Or, *reset* est un terme technique du jargon informatique que je ne prononçais jamais à cette époque, mais c'était tout de même celui qu'on me transmettait pour que je voie l'image. Les guides insistaient sur le fait que je devais appuyer sur le bouton de l'ordinateur, le mettre à *off* pour mieux le faire redémarrer quelque temps plus tard... Combien de temps? Ils l'indiquent rarement, ce serait trop facile je suppose, mais je ressentais très fort cet appel de fermer la machine à projets pour une période indéterminée et de me laisser inspirer les étapes à suivre.

Puisque je ne me croyais toujours pas, à cette étape d'ouverture de mon canal, et que je suis entourée de *channels* et de médiums, j'ai vérifié les informations que je recevais de mes guides par les facultés psychiques de quelques amis bien «branchés». La même directive revenait immanquablement. *Reset. Reset. Reset.*

«O.K., j'ai compris, j'arrête tout et on verra...»

Quelle profession de foi! Il fallait que je sois vraiment convaincue (ou un peu folle!) pour me lancer dans le vide de la sorte sans filet, pour me placer dans une telle vulnérabilité sans savoir si les messages que je recevais des guides étaient réels, sans savoir si je trouverais du travail et si je pourrais subvenir aux besoins de ma famille après cette pause improvisée. La vérité, c'est qu'il n'y aurait plus un sou dans mes coffres à la fin de l'été. Tout ce qui se pointait à l'horizon, c'était un vague projet de documentaire unique pour Télé-Québec qui ne pourrait suffire à mes besoins monétaires. Tant pis. Au diable l'insécurité! Une force nouvelle s'était emparée de moi, comme si je ne pouvais pas me tromper quand ça résonne aussi fort dans mes tripes.

J'ai avisé Jimmy, mes enfants, leur père et mes proches que je prenais l'été de congé et que je me réfugiais à la campagne pour me laisser vivre de l'air du temps en attendant l'inspiration. Tout le monde, sans exception, me trouvait cinglée! Mon entourage au complet s'inquiétait pour moi, mais ça ne me faisait même pas sourciller. Anne-Marie était la plus inquiète de tous, surtout parce qu'elle se sentait en partie responsable de ma décision, ayant été un des *channels* à confirmer l'information contenue dans mon écriture automatique. Bien qu'elle ait eu totalement confiance en moi, elle ne voulait pas me voir me casser la gueule sur la foi des dires de supposés guides de l'au-delà qui s'ingèrent dans nos vies de terriens un peu perdus... Mais je me disais à temps plein pour m'en convaincre: «Une fille qui veut, elle peut!»

À la fin des classes, j'ai paqueté mes affaires et j'ai entraîné au chalet mes enfants, mes deux chiens et ma chatte – eh oui, j'avais fait l'acquisition de deux autres boules de poil lors de brefs moments d'égarement à l'automne et à l'hiver! J'avais donc l'été devant moi pour relaxer, faire le vide et laisser se créer un nouveau plein. Parce que c'est bien connu, l'Univers a horreur du vide, il se passerait donc quelque chose à un moment donné pour me repousser dans l'action.

CHAPITRE 30

La révélation

Lorsque je n'ai rien à faire, je peux devenir dangereusement tannante, comme mon fils qui fait le pitre à l'école quand il a terminé son travail et ne sait plus comment s'occuper, sauf en dérangeant les autres ! Et puisque j'étais en vacances pour trois mois, ça me laissait beaucoup de temps pour faire le clown et harceler ceux que j'aime en leur disant quoi faire et comment le faire. C'est plus fort que moi, et avec ma nature d'enseignante en plus, je ne peux m'empêcher de coacher ceux qui m'entourent en les poussant à se réaliser à leur plein potentiel à travers leurs dons et leurs talents... en attendant ma propre réalisation !

Ma première cible a été Anne-Marie. Je voulais qu'elle essaie de canaliser en direct, et pour ça je n'arrêtais pas de lui dire :

— Si t'es capable de l'écrire, t'es capable de me le dire. Assis-toi sur le divan, pis jase !

Un matin que mes enfants étaient avec leur père, j'ai invité mon amie à expérimenter ses dons de médium *live* devant moi, sans l'outil de l'écriture automatique. Je lui ai proposé de venir méditer dans mon salon pour qu'ensuite, en état altéré, elle se lance sans filet à me transmettre les enseignements de nos guides plutôt que de prendre le message par écrit. Elle était si nerveuse qu'elle n'en a pas dormi de la nuit. Elle s'est donc présentée chez moi en état de semi-panique, les yeux un peu vitreux.

— Tu me fais rire ! On va juste essayer pour s'amuser. Je suis certaine que ça va se faire tout naturellement. Arrête de t'inquiéter ! lui ai-je lancé pour la calmer un peu, sans trop savoir si je disais vrai.

En vérité, je ressentais la même fébrilité qu'elle, mais comme tout fin stratège qui veut arriver à ses fins, je ne lui ai pas confié mes états d'âme pour ne pas en rajouter. On le sentait toutes les deux, il régnait dans ma maison une atmosphère très particulière, un peu comme si on se préparait à recevoir de la grande visite. Était-ce sa nervosité qui me gagnait par osmose ou est-ce que je pressentais le moment de grâce que nous nous apprêtions à vivre ?

On s'est assises l'une en face de l'autre, en indien, à chaque bout du canapé pour nous appuyer sur les accoudoirs, et on a médité. Au bout de quelques minutes, j'ai demandé à voix haute, sans prévenir, si nos guides étaient présents. Anne-Marie s'est mise à rire de nervosité, mais d'excitation aussi.

— Je ne serai pas capable. Je les sens et je les entends, ils sont juste là, justifia-t-elle en pointant le dessus de son oreille droite. Mais je ne suis pas capable de parler.

— D'accord, je vais te donner mon portable.

Anne-Marie, qui écrit beaucoup plus vite à l'ordi qu'à la main, pratique presque toujours son écriture automatique directement sur le clavier. Je lui ai donc tendu mon portable, mais pour une raison inexpliquée, il n'a pas voulu fonctionner. L'écran était sur le *blue screen* et nous n'arrivions pas à le faire redémarrer...

— Bon ben, le message est clair, je crois. Parle-moi, lui ai-je répliqué avec mon petit sourire narquois.

Et c'est là que la magie a opéré. Anne-Marie s'est mise à parler d'une voix beaucoup plus douce qu'à la normale, un brin saccadée au début, puis parfaitement fluide après quelques minutes, alignant les phrases avec une aisance étonnante. Les guides se sont présentés comme les énergies d'un collectif non individualisé de la septième corde et m'ont transmis qu'ils attendaient avec impatience ce moment de s'adresser à nous directement à travers le canal de la «messagère». C'est de cette façon qu'ils parlaient d'Anne-Marie. Ils n'ont d'ailleurs jamais prononcé son nom au cours des nombreuses communications qui ont suivi, ni le mien d'ailleurs.

Au cours de l'entretien, ces guides ont insisté pour que je poursuive mon *reset* encore quelque temps, sans toutefois apporter de précisions sur la durée recommandée. Ils n'avaient qu'un conseil à me formuler : ∞ *Méditation, baignade, kayak et jeux avec les enfants. Méditation, baignade, kayak et jeux avec les enfants.* ∞ Ils ont répété cette prescription plusieurs fois, comme s'ils voulaient être certains que mon cerveau d'humaine têtue l'avait bien enregistré. ∞ *Vous constaterez, chère Âme, que votre création sera décuplée de vitesse et d'intensité par la suite.* ∞

Je n'avais aucune idée de ce que voulait dire cette
dernière phrase, en termes humains, mais j'avais très
envie de leur faire confiance, de ME faire confiance
en fait, puisque c'est moi qui avais reçu ce message
en premier dans mon écriture automatique. J'admets
que cette confirmation m'a toutefois confortée dans
mon choix de ne travailler sur aucun projet de l'été,
sur rien du tout en fait, jusqu'à l'automne.

Ce premier échange a duré près d'une heure.
Une heure! Nous en étions estomaquées! Quand
Anne-Marie est sortie de sa transe, le sourire aux
lèvres et une légèreté dans le regard qui s'apparente à l'état d'ivresse, les traits de son visage étaient
détendus. Nous sommes restées silencieuses pour
lui laisser le temps de «revenir dans son corps»,
puis on a échangé sur le processus et sur le contenu
du message qu'elle venait de me transmettre. Je dis
«me» transmettre, parce qu'elle n'avait qu'un vague
souvenir de ce qui venait d'être dit par sa bouche.

— Ça doit être étrange comme sensation? lui
ai-je demandé, mi-interrogative, mi-affirmative,
puisque je connais bien le processus de transe,
même sans jamais l'avoir expérimenté.

Elle me l'a confirmé en riant comme une enfant,
et j'ai compris dès lors qu'elle canalisait en état de
transe semi-consciente, contrairement à mon ami
Pierre Lessard, qui lui le fait en transe profonde
et n'a aucun souvenir de ce qu'il a dit quand il se
«réveille». Mais tout cela n'est que sémantique, la
forme n'ayant aucune importance, puisque la précision et la profondeur du contenu dépasse de loin
le contenant.

On est restées là, sans bouger, je ne sais plus
combien de temps. On voulait continuer de baigner
dans ces vibrations de haut niveau le plus longtemps

possible tellement c'était bon. La grâce pure. Une
sorte de sensation de se retrouver «à la maison»,
notre maison, cette demeure céleste qu'on a dû
quitter pour s'incarner dans nos corps de matière
et dont on avait oublié la subtile apesanteur.
Nous étions bien conscientes qu'il venait de se
produire un événement transcendant dans cette
expérience commune. Quelque chose venait de
changer, on ne savait trop comment ni ce que ça
donnerait dans le futur, mais ça nous apparaissait
tout de même irréversible comme tournant.

J'ai reçu au cours de cet été-là de nombreux
enseignements sous cette forme. Je n'ai plus en
mémoire tout ce qui a été transmis à travers le canal
de mon amie, mais la vibration s'est installée un peu
plus profondément à l'intérieur de nous avec chaque
exercice. Et la connaissance, cette connaissance que
nous détenions de façon intuitive, puisque j'avais le
sentiment perpétuel de me faire confirmer des éléments que je savais déjà sans toutefois pouvoir les
nommer, s'éveillait un peu plus en moi après chaque
séance.

Les guides m'ont entre autres transmis des
notions plus précises sur le *shift*, la bascule de
conscience que l'humanité s'apprêtait à vivre de
la troisième à la quatrième dimension, et sur le
fait qu'on avait choisi, les éclaireurs, de faire cette
bascule un peu avant la majorité des humains pour
mieux l'enseigner et accompagner les autres dans la
transition. Je ne comprenais pas bien ce que représentait cette ascension vers une dimension supérieure, si ce n'est qu'on allait atteindre un état de
conscience élargi. En fait, les détails entourant
la sensation que procure cet état m'échappaient
complètement.

Au bout de quelques semaines, les guides m'ont demandé si j'étais consciente de la vitesse à laquelle j'évoluais.

— Non, pas du tout, leur ai-je répondu d'un ton dubitatif.

Ils ont enchaîné, un peu amusés:

— *Nous allons vous éclairer. Comment vont vos rêves?*

— Bien. Ah, c'est vrai, je ne fais plus de cauchemars.

Je réalisais tout à coup, en répondant à leurs questions, que j'avais fait des cauchemars toutes les nuits pendant un an et demi et que je n'en faisais plus, ou presque plus. J'avais même consulté une des médiums de ma télésérie pour comprendre l'origine de ces mauvais rêves récurrents et leur utilité. Elle m'avait expliqué que je devais remercier mon inconscient, car il me libérait tranquillement de lourdes charges émotionnelles. Les cauchemars servent en effet de valve d'évacuation aux mémoires traumatisantes qui se sont emmagasinées dans notre inconscient au fil de notre vie, voire au cours de nos nombreuses incarnations sur ce plan de matière.

— *Maintenant, comment va votre système digestif, chère Âme?*

— Bien. Tiens donc, je n'ai plus de problèmes! me suis-je exclamée.

Encore là, je prenais conscience que mon corps se portait beaucoup mieux, que mes problèmes d'estomac et d'intestins fragiles s'étaient résorbés et que je n'expérimentais que de très rares épisodes de diarrhée, qui étaient autrefois très fréquents et violents.

— *Et comment vont vos chevilles, chère fille?*

— Euh... Mon Dieu, c'est bien trop vrai, je n'ai plus jamais mal aux chevilles!

Wow! Je n'avais même pas réalisé que mes problèmes chroniques de rhumatismes aigus, toujours causés par des crises émotionnelles intenses, s'étaient résorbés. Finis! Disparus! Cela faisait des mois que je n'avais plus eu mal aux chevilles, ni aux autres articulations d'ailleurs, alors que j'avais été affligée de crises tellement graves dans les dernières années que je ne pouvais pratiquement plus marcher pendant des jours.

— Attendez! Êtes-vous en train de me dire que la quatrième dimension, c'est aussi ne plus souffrir? Que l'ascension, c'est juste un espace de conscience où on devient le créateur de notre vie, sans souffrance?

— *Voilà! Vous avez choisi de vous nettoyer de vos vieilles inscriptions pour mieux goûter votre Être véritable, votre Je suis, qui lui n'est pas souffrant. C'est la dualité de la troisième dimension qui vous donne l'illusion qu'il faut souffrir pour «gagner votre ciel». Or, il n'en est rien.*

Il me semble que c'était trop simple pour n'être que cela. Évoluer, ça se résumait à ne plus souffrir. C'était presque simpliste, même. Mais tentant! Alors l'ascension, ce serait de ne plus avoir de raisons de me plaindre? De ne plus avoir d'histoires tordues à raconter à mes amies de filles? De ne plus me mettre dans le trouble en répétant constamment mes vieux *patterns* et de créer ma nouvelle réalité sans embûches? De ne plus avoir mal dans mon corps physique, parce que j'avais pris soin de mon corps émotionnel et guéri l'essentiel de mes blessures?

— O.K. J'achète, leur ai-je lancé, pleine d'enthousiasme. Les gens heureux n'ont pas d'histoire, et je suis prête à n'avoir plus rien à raconter pour le reste de mes jours si ça veut dire vivre l'ascension!

Mon intention était bonne, mais j'allais constater dans l'année à venir que cette élévation n'était que partielle... pour un temps.

CHAPITRE 31

La maîtrise

— *Il y a un maître dans votre entourage, chère Âme...*
Cette simple remarque venue des guides lors d'un entretien au milieu de l'été m'a fait sursauter. «Ben voyons donc, s'il y avait un maître autour de moi, je le saurais!»

Je suis fascinée par la «maîtrise» depuis que j'ai écrit *Le Maître en soi* avec Pierre Lessard en 2006. J'avais une vision préconçue de ce à quoi devait ressembler un maître. Il fallait qu'il ait atteint un haut niveau de réalisation en tant qu'être humain, disons une coche au-dessus des autres, selon mon évaluation très subjective, comme Jésus-Christ ou une autre icône, comme Gandhi ou mère Teresa.

Au cours d'une de mes nombreuses séances de travail avec Pierre, j'avais d'ailleurs demandé si je connaissais personnellement des maîtres vivants actuellement sur cette planète. Le Maître Saint-Germain m'avait répondu que le réalisateur et auteur français Arnaud Desjardins (décédé à l'été 2011) et la gourou indienne Amma, qui consacre sa vie à prendre des gens dans ses bras pour leur transmettre une sensation d'Amour universel, étaient tous les deux des maîtres. Je m'étais inclinée devant ce fait, connaissant bien les deux personnages et les qualifiant moi-même d'Êtres de grande sagesse et de profonde compassion. À mes yeux de profane, la maîtrise était devenue dès lors pratiquement inatteignable dans cette vie! Et s'il y avait eu un Gandhi ou une Amma dans ma *gang*, je l'aurais remarqué, quand même!

— *Il y a plusieurs niveaux de maîtrise, vous savez. Certes, le maître Jésus était un Être entièrement réalisé, un grand guérisseur et un alchimiste accompli, mais le premier niveau de maîtrise ne requiert pas une compréhension aussi complète de l'expérience humaine. Pour atteindre le premier niveau de maîtrise, il faut simplement s'être affranchi de la compétition et de la comparaison, du jugement et de la critique, et vivre dans son cœur dans la conscience élargie de sa propre divinité. La maîtrise permet également de ressentir une joie profonde. Ne vous leurrez pas, les maîtres ont encore des défis à relever. Ils ont des émotions, l'émotion fait partie de l'expérience humaine, mais ils ne sont plus prisonniers de leurs émotions.*

— Seulement ça? Bagatelle! ai-je lancé.

En réalité, je ne savais même pas de quoi ils parlaient quand ils affirmaient que les maîtres ne sont pas prisonniers de leurs émotions. Je le comprenais intellectuellement, mais puisque je ne l'avais encore jamais vécu, je ne pouvais assimiler cette information entièrement. Pour ce qui est de la compétition et de la comparaison, du jugement et de la critique toutefois, je savais très bien ce qu'ils voulaient dire...

— *Oh boy!* Je suis loin de la maîtrise ! me suis-je esclaffée, mi-amusée, mi-angoissée.

Il y a toujours un fond de vérité dans nos blagues, et cette fois-ci ne faisait pas exception. J'avais toujours considéré, à tort ou à raison, être une journaliste dans l'âme. Or, que font les journalistes en général ? Ils ont une opinion sur tout et sur rien, critiquent en bloc tout ce qui bouge, râlent contre le système à temps plein et veulent systématiquement planter la compétition, c'est-à-dire les autres médias, que leurs amis y travaillent ou pas ! Sur une échelle de un à dix pour atteindre le premier niveau de maîtrise, supposons que vous vous soyez incarné dans cette vie avec un score de cinq sur dix. Si vous aspiriez à atteindre dix sur dix, à devenir un maître avant de mourir, on s'entend que vous avez au moins la moitié du chemin de fait ? Pas mal, non ?

Eh bien moi, je partais à moins cent ! Mais puisque nous sommes tous condamnés à devenir des maîtres dans une vie ou dans une autre, je me suis engagée ce jour-là à ce que ça se passe dans cette vie-ci. Il fallait juste que je travaille plus fort que la moyenne du monde, mais heureusement, j'en étais capable ! Je dis toujours, en plaisantant à peine, que je n'ai développé qu'une seule qualité en quarante-cinq ans d'existence : la persévérance ! Sauf qu'à force de persévérer, j'ai toujours réussi ce que j'entreprenais, alors que d'autres, plus talentueux, ont échoué parce qu'ils n'avaient pas cultivé la même ténacité.

Je sais depuis ma tendre enfance que je n'ai qu'à mettre toute mon attention sur un projet en particulier, suivant mes élans profonds, pour arriver à le réaliser. La maîtrise serait donc mon dernier objectif de vie et le plus ambitieux de tous, tout en étant un peu la conséquence de ma paresse – parce qu'on peut être persévérant et paresseux! Pas question de revenir dans une autre vie pour régler des problèmes de trahison, d'abandon, de dépendance affective ou autres thèmes que je porte dans mon bagage karmique depuis mille vies. J'allais donc régler ça une fois pour toutes avant de quitter ce corps. C'était peut-être prétentieux, mais on ne perd rien à essayer!

— O.K. C'est qui le maître dans mon entourage? leur ai-je lancé un peu narquoise, sortant de ma réflexion intense.

— *L'être Thomas est un maître.*

— Thomas! Ben voyons donc! Il peut pas être un maître, y a mal à l'épaule!

C'est fou ce que nos croyances de troisième dimension peuvent nous limiter dans la vie! J'avais la conception bidon qu'un maître devait pouvoir s'autoguérir instantanément, par exemple en déposant sa main sur sa blessure. Que de conceptions farfelues! Ma réaction a bien amusé les guides.

— *Certes, il a mal à l'épaule, mais il n'est pas dans la douleur de son mal d'épaule.*

— Euh, pouvez-vous nuancer s'il vous plaît?

— *Les êtres humains souffrent parce qu'ils ne vivent jamais dans le moment présent. Ils ressassent constamment le passé ou appréhendent le futur. Or, si vous avez mal à l'épaule et que vous pensez sans cesse au fait que hier vous n'aviez pas mal, que tout allait beaucoup mieux, que vous pouviez bouger librement et que, demain, vous ne pourrez pas jouer au tennis, vous tombez automatiquement dans la douleur associée à ce mal. Mais si vous vivez l'instant présent, le mal prend une tout autre importance. Bien sûr que le maître ressent un inconfort, il n'est pas devenu insen-*

sible en accédant à la maîtrise, mais il ne sombre pas
dans la souffrance. Il va simplement faire ce qu'il faut
pour ne plus avoir mal et poursuivre son parcours.
Est-ce que vous saisissez la nuance?
— Très bien. Et je comprends surtout que je suis
loin de mon objectif de maîtrise, parce que je dois
être sans conteste la reine de la complainte! Bon, eh
bien j'ajoute ça à ma liste de choses à faire!
— *Vous n'avez qu'à être, chère Âme, vous n'avez*
plus à faire!
— Oui, oui, je sais. Un vieux réflexe, pardonnez-
moi! ai-je conclu en demeurant abasourdie par ce
que je venais d'apprendre.

J'imagine que vous mourez d'envie de savoir qui
est Thomas? Eh bien, c'est le chum d'Anne-Marie. Et
elle s'apprêtait à l'épouser quelques semaines plus
tard. C'est d'ailleurs ce qu'il y a de mieux à faire avec
un maître, puisqu'ils ne sont pas encore légion...
Alors si vous en rencontrez un ou une, mariez-le au
plus vite! Je dois admettre que l'image de Thomas
comme digne représentant des maîtres de premier
niveau me plaisait beaucoup.

D'abord parce qu'elle abaissait le niveau de la
barre que je m'étais imposée en voulant devenir un
Gandhi ou une mère Teresa, ce qui me soulageait
grandement. Et parce que Thomas mérite totalement
cette épithète, aussi pompeuse puisse-t-elle sembler.
Cet homme (un enseignant au cégep en passant,
pas le président de l'Inde ou une sainte) rayonne
comme un gros soleil. J'avais beau lui chercher des
défauts pour le rincer un peu dans un *speech* que
je devais prononcer au cours d'un bien-cuit devant
soixante-dix personnes à son mariage, je ne lui en
trouvais aucun. J'avais dressé facilement toute une
liste de petits travers à servir avec humour à mon

amie Anne-Marie pour faire rire ses convives, mais pour Thomas, zéro, rien, pas un seul mini-défaut en vue. Je le connaissais depuis trois ans et je ne l'avais jamais entendu «bitcher» contre qui que ce soit. Jamais il ne dénigrait les autres, jamais il ne les plantait pour appuyer un de ses arguments, jamais il ne se plaignait non plus. Bref, il était presque parfait, sans pour autant être ennuyeux!

Un homme admirable, sans aucune prétention, qui nous accueillait toujours à bras ouverts avec un large sourire quand on débarquait chez lui sans prévenir. Si c'est ça la maîtrise, ou plutôt le début du processus pour y parvenir complètement un jour, ça me tentait de l'essayer! Et on s'entend que ce n'est pas un titre qu'on affiche au mur pour se donner une prestance comme le font les avocats! Non, la maîtrise se résume à un état d'être, un état de conscience qui se vit dans l'amour et la joie pure.

Toujours est-il que ma grande question demeurait sans réponse. Comment atteint-on le premier niveau de maîtrise? Comment passe-t-on de maître critique à maître tout court? Et l'idéal amoureux dans tout ça, comment on le crée au juste? Est-ce que je pouvais atteindre la maîtrise et manifester mon idéal amoureux avec Jimmy simultanément? Était-il seulement prêt à me suivre dans cette folle entreprise, lui qui en contestait sans cesse la forme? Il avait beau être très ouvert, lucide et conscient, Jimmy n'avait jamais pu accepter l'existence possible de guides de l'au-delà. Il préférait nommer ça mon imaginaire et nous avions souvent de vives discussions à ce sujet, sans trouver de terrain d'entente. Je le laissais parler, en tentant de lui démontrer que ce n'était qu'une question de vocabulaire, que nous disions la même chose sans utiliser les mêmes mots, mais je sentais que nos visions de l'invisible s'entre-choquaient de plus en plus intensément. Est-ce que mon nouvel éveil et le fait que je m'exerçais à l'écriture automatique avec de plus en plus de précision allaient nous éloigner?

Poser la question n'était pas y répondre...

Pas encore, du moins.

CHAPITRE 32

La reprise du pouvoir

L'été 2010 aura été le plus paisible de toute ma vie. Mis à part la courte parenthèse pour aider mon chum à déménager ses pénates en haut de chez moi à la fin de juin, j'ai appliqué à la lettre les conseils des guides. ∞*Méditation, baignade, kayak et jeux avec les enfants* ∞, rien d'autre jusqu'à ce que je perçoive une sorte de bouillonnement d'énergie créatrice me titiller le bas du ventre vers la mi-août, signe qu'il était temps de me mettre en action. Il fallait juste que je trouve quelle action. Détail !

J'aurais pu m'inquiéter du fait que je n'avais rien devant moi, mais il n'en était rien. J'avais même appris à la mi-juillet que mon projet de documentaire pour Télé-Québec ne fonctionnerait pas pour des raisons de financement hors de mon contrôle. J'étais la première surprise de constater à quel point j'étais restée zen en l'apprenant. Anne-Marie s'était d'ailleurs fâchée contre moi. Elle me reprochait mon manque de combativité, qui avait pourtant toujours été ma marque de commerce, devant cette nouvelle apparemment catastrophique du point de vue financier. La vérité, c'est que ça ne me faisait pas un pli sur le nombril, même si j'avais travaillé très fort à élaborer ce projet et à le vendre, tant aux producteurs qu'au diffuseur.

— T'as même pas de job en septembre, France Gauthier! Qu'est-ce que tu vas faire? Je veux bien croire qu'il faut que tu fasses ce maudit *reset*, mais ça va pas nourrir tes enfants à l'automne!

Je crois qu'elle s'indignait plus pour la forme, pour me faire paniquer un peu au cas où nos guides auraient été des charlatans de la septième dimension, des petits esprits comiques qui s'amusent à nous lancer sur de fausses pistes ou, pire encore, que toute cette histoire de canalisation ne soit que le fruit de notre imagination de «semi-psychosées non traitées». On sombrait d'ailleurs tour à tour sporadiquement dans nos crises de foi profondes durant lesquelles on remettait tout en question, mais là, je demeurais de glace. Je poursuivrais le plan suivant ma ligne directrice initiale, sans broncher, prenant quelques minutes ici et là pour rassurer mes proches et leur rappeler que je savais ce que je faisais. Il allait se passer quelque chose en septembre...

Il le fallait!

*
**

Nous voici revenus au lendemain de la rentrée scolaire, quelques jours après ma nuit blanche à l'hôpital avec mon ami Philippe. Il est en arrêt de travail pour une semaine et je le visite à l'occasion pour m'assurer qu'il ne s'est pas affaissé de nouveau sur le plancher. On n'a pas reparlé de cet épisode en détail, mais je sens que cela a soudé notre amitié. Je l'aime et je l'aimerai toujours, que je sois en amour ou non avec un autre homme. Je ressens d'ailleurs un sentiment similaire pour tous les hommes que j'ai aimés jusqu'ici. La seule différence entre Philippe et les autres, c'est que l'attirance physique ne s'est jamais atténuée. Je le trouve toujours aussi beau et attirant. Mais il n'est pas le seul homme à l'être. C'est un fait indéniable avec lequel je devrais composer, voilà tout. J'en conclus pour l'instant qu'une relation intime en est une de conventions établies par les deux partenaires, et dans la mienne avec Jimmy, on s'est engagés à rester transparents et fidèles.

Tout ce discours intérieur a au moins le mérite de provoquer une réflexion et une intégration de certains principes. Par exemple, je commence à comprendre ce que veut dire « décloisonner l'amour ». Pas en profondeur, sans doute, mais je touche à de nouvelles sensations concernant ce sentiment. L'amour est au fond une énergie de vie universelle, qui circule notamment entre des individus entretenant un lien relationnel, peu importe la forme. Nos relations amoureuses, qu'elles soient intimes, familiales ou d'amitié, nous permettent par des jeux de miroir de mieux puiser au creux du réservoir énergétique d'amour qu'on porte au centre de notre Être. Aimer permet de se reconnaître et de revenir à l'essentiel, l'Amour de soi. Je vais donc aimer Philippe dans cette conscience, et ça n'affecte en rien mon amour pour Jimmy. Comme je le répète sans cesse à mes enfants, « l'amour, ça ne se divise pas, ça se multiplie ». Plus on aime, plus on développe une forme d'habileté à se connecter avec notre Source et à irradier de cette énergie universelle.

Parallèlement, je ressens toujours cette fébrilité au bas de mon ventre qui me pousse à créer la suite de choses, sans trop savoir quoi encore. J'ai reçu en séance d'écriture automatique au cours de l'été le message que je devais mettre en ligne un site internet. On me disait : ∞ *Le Web est la toile qui va permettre de lever le voile.* ∞ Je peux vous jurer que ce genre de phrase très « songée » ne vient pas de moi! Beaucoup trop poétique et éthérée pour émaner de mon cerveau plutôt rationnel. C'est donc un autre indice, une confirmation même, que je devais être inspirée par mon Moi supérieur, parce que cela ne ressemble en rien à mon niveau de langage ni au type de réflexion que je me fais au petit matin après la méditation!

Sauf que je ne connais rien à cet univers technologique. Heureusement, Jimmy est un vrai *wiz* de l'informatique. C'est un talent acquis grâce à son travail de créateur vidéo. Au printemps, il m'avait donné un aperçu de ses capacités en me construisant en moins d'une heure un site internet très chouette pour louer rapidement le chalet. On voulait partir tous les six en vacances une semaine au bord de la mer, et la location allait défrayer en partie le coût du voyage. Ce voyage nous a d'ailleurs fait un bien énorme, et mon chum semble depuis vouloir s'engager davantage dans mes projets.

*
**

Nous sommes donc quelques jours après la rentrée scolaire, et Jimmy descend chez moi tout excité. Hier, il a travaillé toute la soirée sur sa nouvelle création sans m'en souffler mot, question de savourer ma surprise et mon étonnement.

— Je t'ai fait un site internet personnel. Il ne reste qu'à y ajouter le contenu !

Wow ! Ça, c'était efficace ! Et quelle vitesse de manifestation ! J'avais reçu le conseil de mes guides à la mi-juillet, et à la mi-septembre j'avais un site web fonctionnel. Et ça, sans débourser un sou... parce que je n'en avais plus ! Au début, je ne savais pas vraiment à quoi ce site me servirait, puisque je ne comprenais pas bien ce qu'on voulait me transmettre en affirmant : ∞ *Le Web est la toile qui va permettre de lever le voile* ∞. Qu'à cela ne tienne, j'utiliserais au moins ce portail pour offrir aux gens qui m'écrivaient en grand nombre une liste exhaustive de références de médiums partout au Québec. Vu mon expertise particulière comme journaliste ayant interviewé et «testé» plus d'une centaine de médiums au fil des années consacrées à la recherche dans ce domaine, la demande ne cessait de croître, et cela n'avait plus de sens que je réponde à chacun de façon individuelle. Le site permettrait donc entre autres d'offrir ce service gratuitement et de donner une visibilité à mes livres. J'allais aussi pouvoir y annoncer quelques conférences à venir, puisque ma petite sœur avait offert au cours de l'été de m'en organiser une à Québec pour novembre et que j'étais invitée dans quelques autres villes par des organisateurs locaux.

Un matin, les guides me transmettent de façon très claire que je dois me préparer pour ∞ *les nombreux ateliers et conférences* ∞ que j'aurai à donner sous peu.

— Des ateliers de quoi ? dis-je à voix haute, sans toutefois obtenir de réponse immédiate.

Je suis toujours étonnée de constater à quel point la Vie peut prendre des détours espiègles pour nous montrer la voie. Alors que je me demande encore une fois ce que je ferai « quand je serai grande », un ami de Québec qui produit aussi des événements d'envergure, dont des conférences, me sollicite pour qu'on collabore à un projet commun. Il me fait parler quelques minutes de ce que j'ai à transmettre comme enseignements, et au bout d'un instant il me lance au bout du fil :

— Je t'écoute, là, France, et c'est pas juste des conférences, mais aussi des ateliers que tu devrais offrir au public !

Ce genre de synchronicité ne ment pas. En reprenant mon stylo le matin suivant, les guides m'envoient l'image d'un atelier d'écriture inspirée pour permettre aux gens qui le désirent d'ouvrir leur canal et de s'abreuver eux-mêmes à leur Source, sans passer par un médium. Parce qu'on est tous médiums et qu'on peut tous avoir accès à cet inépuisable bassin de connaissance universelle, de sagesse et d'amour.

Je réagis pourtant mal à cette « proposition » de mes guides parce qu'une partie de moi se voit encore comme un imposteur de la pire espèce, une amateure qui ne peut certes pas enseigner ce genre de truc au grand public. Je lance donc spontanément :

— Les médiums de ma série télé, Louise Goyette, Danielle Gauthier et les autres que j'ai rencontrés dans les dernières années, peuvent donner des ateliers d'écriture automatique, c'est leur métier. Pas moi, quand même ! Je fais ça pour le fun !

Alors que je tergiverse dans ma tête et que je m'obstine avec moi-même (une de mes activités préférées !), j'ai la pulsion de me rendre à la biblio-

thèque pour me chercher quelques livres spirituels.
En laissant mes doigts parcourir le rayon garni à
pleine capacité de ce genre littéraire, mon index
s'arrête sur un vieux bouquin d'Arnaud Desjardins dont je ne retiens même pas le titre, mais qui
s'attarde à la relation entre le maître et le disciple
dans les traditions spirituelles hindoues. Dans cet
ouvrage, l'auteur explique que les grands Maîtres ne
sont pas nécessairement les meilleurs enseignants,
bien au contraire. Le meilleur maître enseignant,
selon lui, est plutôt celui qui est sur le chemin et
qui, tellement enthousiaste d'avoir acquis une
nouvelle connaissance, s'empresse de la transmettre en mettant à profit ses dons naturels de
communicateur.

Je suis émerveillée par cette nouvelle synchronicité. Je ne cherchais aucune confirmation, je ne
demandais même pas un signe de l'Univers, et pourtant il est là. Et les guides en rajoutent par le canal
d'Anne-Marie dans les jours suivants en m'indiquant que j'ai tout ce qu'il faut pour enseigner l'écriture automatique.

— D'accord, j'accepte de concevoir ces ateliers,
mais seulement si toute la matière à transmettre me
vient par inspiration en séance d'écriture !

Je suis rebelle, je vous le rappelle, et je ne veux
pas qu'on me dise quoi faire, peu importe que ces
directives viennent d'un parfait inconnu sur la rue
ou de Dieu Lui-même ! Je tiens à tout prix à ce que
ce soit ma création, pas celle de mes amis des étoiles,
à moins que j'en capte moi-même les détails en état
inspiré. En fait, mon canal ou celui d'Anne-Marie,
c'est un peu la même chose, sauf que les messages
captés par mon amie sont toujours beaucoup plus
précis. Mais justement, si je dois enseigner l'écriture

automatique à un grand nombre de personnes, il va falloir que je sois très précise moi aussi, sinon je vais me sentir comme un charlatan.

Je passe donc quelques semaines à recruter une équipe qui va pouvoir me seconder dans mon nouveau mandat. Simultanément, Anne-Marie et moi commençons à recevoir en consultation des gens du public qui doivent être éclairés sur leur propre mandat de vie. Anne-Marie a elle aussi accepté de mettre son talent de canal au service de ceux qui en ont besoin, et je l'accompagne dans le processus en tant que «pilier enracineur» des énergies de nos frères des étoiles.

Nous ne comprenons pas très bien le processus énergétique, mais nous avons constaté avec la pratique qu'Anne-Marie ne peut entrer en état altéré de conscience sans être accompagnée. Le degré de profondeur de transe qu'elle atteint la déstabilise si elle n'a pas quelqu'un à ses côtés, et elle craint de ne pas revenir dans son corps après la canalisation. Je sais, c'est fou, mais la majorité des *channels* fonctionnent de cette façon. Certains nomment cet accompagnant un «directeur de transe». On nous a transmis que je servais plus précisément de courroie de transmission, une sorte de câble humain qui permet à l'énergie de nos guides d'être enracinée dans la terre. Et le plus étonnant, c'est que je ressens vraiment le processus qui s'opère dans mon corps. Quand leurs vibrations se présentent dans la pièce au cours de notre méditation, juste avant la canalisation, je sens leur présence. Puis, un courant me traverse le corps, partant de ma couronne et descendant à travers mon tronc et mes deux jambes, pour se projeter dans la terre à la vitesse de l'éclair sans que je puisse en contrôler la course. Je n'avais jamais ressenti cette énergie jusqu'à il y a environ un an, mais force est d'admettre que même si je ne saisis pas tout du phénomène, il existe bel et bien. C'est toutefois devenu un sujet tabou entre mon amoureux et moi. Quand je tente de lui expliquer ce qu'il m'arrive, il se braque. Comme j'en rajoute et que je lui annonce que je quitte la télé pour aller enseigner l'écriture automatique et parler de 2012 en conférence, il réagit encore plus fort. Jimmy est pourtant un homme très ouvert, mais le sujet sensible de la médiumnité est la pierre d'achoppement de notre relation, et cela depuis le début. Ce que je croyais au départ n'être qu'un simple malentendu de sémantique est devenu avec le temps une source de discorde. Je ne le reconnais plus. Mais je n'en fais pas trop de cas; c'est un artiste aux humeurs changeantes qui va finir par se rallier...

Du moins je le souhaite!

CHAPITRE 33

Retour à la case départ ?

Je me pince le plexus. «Voyons, je n'ai pas mal. Est-ce que je suis morte?» Je pince un peu plus fort le centre de mon corps, juste au-dessus de l'estomac. Je constate à nouveau que je ne souffre pas... et que je suis bien vivante! Pourtant, Jimmy et moi, c'est terminé.

Deux ans. Voilà tout ce qu'a duré ma relation intime avec ma flamme jumelle. Je devrais être en état de panique. Et s'il n'existait aucune autre flamme jumelle pour moi sur cette Terre? Et si je ne trouvais jamais un autre homme qui puisse répondre à mon idéal amoureux? Et si je devais me contenter dans l'avenir de sous-relations de compromis pour ne pas être seule pour le reste de mes jours? Et si, et si...

Je me répète, je sais, mais je devrais être en état de choc, dévastée, en détresse. Or, je ne le suis pas. Étrange sensation. En plus, il habite toujours en

haut de chez moi et me «marche sur la tête» toute
la journée. Je devrai désormais sentir sa présence en
permanence dans mon champ vibratoire et ça ne me
dérange même pas ? Wow ! Si c'est ça, la quatrième
dimension, je ne veux plus retourner un millimètre
en arrière ! Je vérifie de nouveau en me frottant le
ventre. Toujours pas de souffrance. Je dois assurément être à moitié morte... ou alors guérie ! C'est
selon. J'opte pour la seconde hypothèse... Et l'avenir
me le confirmera. Voici, en bref, le fil des événements quelques heures avant ma rupture.

En ce beau week-end de la mi-octobre, je suis
partie seule à la campagne sans me douter de ce qui
se tramait. Je constatais pourtant depuis un mois que
mon chum réagissait de plus en plus à mon choix
de mettre la télé de côté pour entrer de plain-pied
dans mon mandat d'enseignante éclaireure, mais je
ne me doutais pas que je me retrouverais à la case
départ en rentrant ce jour-là.

Au cours d'une séance de travail avec Anne-
Marie, avant que je prenne la route pour revenir à
Montréal, les guides m'ont prévenue que mon amoureux avait fait ses choix et qu'il poursuivrait sa route
dans une autre direction que la mienne. Je le savais
bien, au fond, mais je fermais les yeux volontairement sur la situation. Sans doute une vaine tenta-
tive d'en repousser l'échéance, d'éviter l'inévitable
peut-être. Les miracles sont toujours possibles, non ?

En entrant chez moi, je me suis assise au comptoir de la cuisine en face de Jimmy, lui du côté salle
à manger, moi près du calorifère, exactement les
mêmes places qu'on a toujours prises au fil du temps
pour se lancer dans nos grandes discussions philosophiques. J'ai repassé sur mon écran mental les
images de notre tout premier échange, celui qui nous

avait unis dans un partage effervescent d'idées. J'appréhendais maintenant celui qui allait nous séparer. Ironique, quand même.

Je lui ai demandé ce qu'il vivait, comment il se sentait par rapport à moi, et il a confirmé tout ce que les guides m'avaient raconté le matin même. Je suis encore renversée par la précision de certaines transmissions de l'au-delà à travers le canal de mon amie. Fascinante, cette faculté de lire dans l'énergie des autres à partir d'un espace hors dimension. J'ai regardé l'homme que je croyais épouser un jour et je lui ai dit :

— C'est bon, mon amour, je t'aime inconditionnellement, mais je te rends ta liberté et je reprends la mienne. Je comprends que tu ne sois pas en accord avec mon choix de devenir une sorte de *preacher* national, une gouroune qui sillonne le Québec pour parler de quatrième dimension et de Conscience, mais je ne peux pas non plus être en couple avec un gars qui nie ce que je suis. Parce que ce que je fais maintenant dans la vie, c'est un prolongement de qui je suis.

On a discuté, pas longtemps, tout au plus quinze minutes, j'en ai pleuré dix. Il m'a serrée dans ses bras pour me réconforter un peu, je l'ai embrassé sur les joues, et je l'ai regardé partir sans tenter de le retenir.

Oui, je pleure. Mais je ne suis pas malheureuse. En plus, je sais que je vais dormir cette nuit. Pas d'insomnie de peine d'amour qui n'en finit plus, pas de douleur si intense au plexus que je peine à respirer et que je préférerais disparaître pour quelque temps... ou pour toujours. Pas de sanglots violents pour évacuer un sentiment aigu de trahison, d'abandon et de tristesse profonde. Des larmes, oui, mais pas de détresse. Un deuil à faire de l'homme que j'aime et avec qui je souhaitais réellement bâtir quelque chose d'exceptionnel, mais pas de chute karmique en vue. Je constate qu'en deux ans de relation j'ai beaucoup aimé, je me suis donnée tout entière, je me suis sentie aimée en retour, mais je n'ai pas touché à cet idéal amoureux tant attendu que je porte au creux de mon Être. Je m'en suis rapprochée, certes, sans toutefois le vivre complètement. On aurait pourtant pu y arriver, Jimmy et moi, j'en porte la conviction. Mais ce n'était qu'une probabilité et il a exercé son libre arbitre en mettant un terme à notre relation. Il a simplement choisi une autre voie, aussi valable sans doute, puisque tous les chemins mènent à l'ascension, sauf qu'il préfère éviter l'autoroute que j'emprunte.

J'intègre du coup la notion absolue de libre arbitre. J'ai entendu *ad nauseam*, de la part des Maîtres qui m'ont transmis des enseignements depuis cinq ans, que la seule règle incontestable sur ce plan de vie, c'est que tous les êtres humains possèdent le libre arbitre. Et ils l'exercent dans chaque pensée, chaque action, chaque geste qu'ils font. Tout le reste n'est que croyance.

Jimmy vient donc d'exercer son libre arbitre. L'Amour n'a rien à voir là-dedans. Il ne veut pas me suivre dans ma quête spirituelle, et c'est son droit le plus légitime. Il choisit de vivre selon ses propres convictions, et je ne peux même pas lui en vouloir pour ça. Nous restons liés énergétiquement, mais j'ai constaté au cours du dernier mois que quelque chose s'est transformé en lui. Je me suis même entendue dire à Anne-Marie que je ne reconnaissais plus l'homme dont j'étais devenue amoureuse, comme si une partie de son Âme avait quitté son corps. C'est gros, comme image, mais je ressentais vraiment que la partie énergétique de Jimmy qui m'avait attirée comme un aimant au début et qui m'avait permis de rêver à l'idéal amoureux avec lui s'était envolée. Volatilisée. Il s'agissait toujours du même homme, mais «amputé», d'une certaine façon, de cette fréquence familière en résonance parfaite avec la mienne. Est-ce que je délire? Peut-être pas. Si nous sommes des Êtres de lumière en exploration sur ce plan, un duo Âme-Esprit vivant une expérience dans un corps physique, une boule d'énergie pure incarnée dans la matière, alors je présume que cette énergie peut sans doute muter au gré de nos choix de vie, en fonction de notre libre arbitre.

Moi aussi d'ailleurs, mon énergie s'est transformée pendant mon fameux *reset*. Je m'amusais à proclamer que j'étais la même fille, mais en mieux. Une version améliorée, de la quatrième dimension, en partie du moins. C'est le mystère de l'œuf et de la poule. Qui avait changé le plus, lui ou moi? Ces changements s'opéraient-ils dans son énergie ou dans la mienne? La réponse à cette question n'a au fond aucune importance, le résultat demeurant le même. On prendra des chemins différents pour arriver à la même place au bout du compte... soit revenir à notre Source.

Si je ne suis pas en peine d'amour, j'admets par contre que je suis un peu en peine de concept. J'essaie en général de ne pas m'encombrer de fausses croyances, mais j'aime inconsciemment l'idée qu'une union avec une flamme jumelle représente la relation ultime. La «patente» totalement romantique qui nous propulse vers l'état de grâce, la sensation parfaite d'unité, la connexion avec la Source.

Je sais, les guides m'ont pourtant transmis qu'il n'en est rien et qu'une relation avec une flamme jumelle n'est qu'un accélérateur du processus de retour vers Soi. Mais j'aimais penser que j'avais trouvé mon âme jumelle et que rien ne pouvait se comparer à cette sensation de croire qu'on passerait le reste de notre existence ensemble, en état de béatitude perpétuelle. On a beau avoir compris intellectuellement un concept, les mythes ont la couenne dure et de solides ancrages dans nos mémoires cellulaires!

Dans les jours suivants, je continue de m'observer pour en arriver au même constat: je suis guérie. Mes amis et mes sœurs ont tous la même réaction en m'écoutant raconter mon histoire: «Ben voyons! Il ne devait pas être l'homme de ta vie! Tu ne devais pas l'aimer tant que ça si t'es pas en peine d'amour!»

Je comprends leur réaction. Moi aussi je me questionne sur mes nouvelles sensations. Il faut s'habituer à ne pas souffrir! C'est si différent que ça semble anormal! On ne veut pas croire quelqu'un qui affirme s'être séparé de son partenaire sans douleur. Surtout pas quand cette personne jure qu'elle aime toujours l'autre, mais qu'elle respecte son choix de vivre autre chose. Mon entourage a beau croire que je dois être engourdie ou sous le choc et que je ne tarderai pas à réagir, je compte bien leur prouver le contraire. J'aurai peut-être des petits soubresauts de doute, quelques «crises de foi» au passage, mais je crois sincèrement que je ne serai plus jamais en peine d'amour!

Qui vivra verra...

CHAPITRE 34

Échec et... Matt!

Mi-novembre. C'est mon deuxième week-end seule à la campagne. Je pourrais inviter des amis, mais je n'ai pas le cœur à ça. Depuis que Jimmy et moi sommes séparés, je ressens le besoin de faire le vide total et d'apprivoiser ma solitude. Ce n'est pas que je n'ai jamais été seule avant, j'ai même vécu plusieurs périodes de célibat, mais j'ai le sentiment de n'avoir jamais appris à vivre avec moi-même, à m'aimer entièrement sans qu'un homme me serve de miroir pour me renvoyer une image déformée de cet amour-propre.

Je suis une fille de *gang*, j'aime être entourée de gens et me laisser bercer par le tourbillon de la vie avec les enfants, un amoureux, les amis, les voisins, la famille, bref tout ce qui bouge et qui peut me distraire de moi. Sauf que cette fois, je ne répéterai pas l'erreur. Je pourrais emprunter un de mes enfants à Guy, ou les deux, quand ce n'est pas ma semaine, pour ne pas faire face au vide, mais je ne le ferai pas non plus. Je passerai le plus de temps possible en solitaire pour affronter mes dernières angoisses. Et surtout ma peur du manque. C'est la deuxième plus grande peur des êtres humains, juste après celle de ne plus exister. Manquer d'amour, de matériel, de reconnaissance, de temps, etc.

Depuis des millénaires, l'humanité a cultivé la peur du manque, mais il s'agit aussi de la plus grande des illusions. On ne manque de rien. Jamais. Et la source inépuisable d'abondance pour parer à cette fausse croyance se trouve à l'intérieur de chacun de nous, au creux de ce réservoir d'Amour dont on a parfois même oublié l'existence. Je fais donc le pari de ne manquer de rien à partir de maintenant, simplement en me donnant tout l'Amour dont j'ai besoin. Et si je ne me peux plus, si je deviens à moitié folle à force de tourner en rond avec mes chiens dans la maison, il y aura toujours mon irréductible jumelle d'âme pour m'écouter, m'encourager et me changer les idées. Merci Anne-Marie!

Des larmes coulent sur mes joues. Je viens de me taper une petite déprime de dix minutes en me rappelant que je devrais être avec mon chum, collés sur le divan devant un feu de foyer et un bon film, au lieu de pleurer en me demandant ce que je vais faire de mon samedi soir. Un élan inattendu qui prend sa source dans mon bas-ventre (le chakra du hara représente le siège de la création) me soulève tout à coup du canapé. Je ne vais pas poireauter comme une dinde farcie à la maison ce soir, je vais sortir, provoquer un mouvement, n'importe lequel. Je vérifie d'instinct l'horaire de cinéma dans la petite municipalité voisine.

«*Au-delà*. Je voulais justement voir ce film de Clint Eastwood produit par Spielberg. Il y a beaucoup de lecteurs qui me l'ont suggéré sur mon babillard Facebook. O.K. C'est ce soir que ça se passe!» J'attrape mon manteau et je monte dans ma voiture avec une énergie renouvelée comme si je me sentais investie d'une mission. En m'assoyant dans la salle de projection, je ressens l'excitation qui nous gagne quand on se prépare pour un rendez-vous important. Un rendez-vous galant peut-être? Et si je rencontrais un gars formidable qui s'est dit la même chose que moi ce soir en faisant les cent pas dans son salon juste avant de se précipiter au cinéma? Quoi? Une fille a le droit de rêver!

Pendant les deux heures de projection, je me sens transportée de joie. Ce n'est pourtant pas une comédie ni un chef-d'œuvre qui va passer à l'histoire, loin de là. Mais ce film me fait un grand plaisir parce qu'il fait remonter à la conscience collective ce que j'enseigne depuis des années à des petits groupes de gens qui veulent s'éveiller à une réalité plus vaste.

«Wow! On est rendus là. C'est extraordinaire. Merci les Américains!»

Je sais depuis toujours que Spielberg est non seulement un réalisateur de génie, mais aussi un éclaireur dans la plus pure signification du terme. Avec ses films avant-gardistes, il a allumé une lumière (ou un soleil tout entier) pour des millions de personnes à travers le monde. Son classique *Rencontre du troisième type* (*Close Encounter of the Third Kind*), tout comme la majorité de ses productions, était d'ailleurs totalement inspiré. Même le thème musical de cinq notes bien précises permettant la communication avec les extraterrestres n'avait rien d'un hasard artistique. Ce qu'on nomme «imagination» est en réalité un des terrains les plus fertiles pour avoir accès à la connaissance universelle hors matrice, et Spielberg le fait magistralement bien (pour en savoir plus sur l'imagination, voir la section «Créer sa vie» dans *Le Maître en soi*). Cette fois, en finançant un film audacieux sur la vie après la mort, il sort de son créneau mais provoque une autre brèche vers l'éveil populaire. Fabuleux!

Je sors du cinéma le sourire fendu jusqu'aux oreilles. Je suis tellement emballée par ce film que ça pourrait sembler louche ou démesuré. En fait, il n'y a pas que son influence potentielle sur le grand public qui m'anime. C'est comme si Clint Eastwood avait projeté mon histoire en images et qu'il en connaissait le dénouement avant moi. Dans son scénario, le réalisateur met en scène une journaliste d'affaires publiques française (interprétée par Cécile de France) qui, après avoir vécu un éveil foudroyant, fout sa carrière en l'air pour écrire un livre sur la vie après la mort. Détail amusant, elle perd son amoureux au passage, qui ne comprend pas les causes profondes de cette attirance soudaine pour l'au-delà ni les changements radicaux que cela entraîne dans la vie publique de sa partenaire. J'ai la nette impression d'avoir assisté à la représentation de ma propre vie sur grand écran. Il faut que j'écrive à Clint pour lui en faire part! O.K., on se calme. Mais le plus excitant, c'est que la journaliste rencontre enfin son idéal amoureux au Salon du livre de Londres à la fin du film – désolée de vendre le *punch*, mais il faut ce qu'il faut... Et ce pétard, un médium surdoué et branché sur les autres dimensions à temps plein, est interprété par nul autre que le beau Matt Damon...

Attendez, le meilleur arrive... Je serai moi-même
au Salon du livre de Montréal pour cinq séances de
signatures tout le week-end prochain!

Voilà comment je vais rencontrer mon futur
«maître»... Parce qu'on ne niaise plus avec ça. Si
Anne-Marie a le droit d'avoir un maître dans sa vie,
alors moi aussi! Ne suis-je pas rendue en quatrième
dimension? Je ne sais pas si c'est un état permanent,
mais qu'à cela ne tienne, c'est ce que je commande
clairement à l'Univers dorénavant: un maître, rien
de moins!

«Je suis prête, mon Matt. Présente-toi n'importe
quand, je vais t'accueillir à bras ouverts!»

CHAPITRE 35

Les fausses alertes

Je l'ai attendu toute la fin de semaine… Et il n'est pas venu.

Je me trouvais pathétique, mais très drôle en même temps, d'être aussi fébrile pour un Salon du livre. Et si l'homme de ma vie se présentait vraiment devant moi pour une dédicace, comme Matt Damon le fait dans le film de Clint Eastwood?

Puisque je ne serais plus jamais en peine d'amour, du moins c'était ma prétention, je m'amusais à imaginer toutes sortes de scénarios plus loufoques les uns que les autres pour provoquer ma future rencontre avec le partenaire idéal. J'étais dans un tel état de béatitude depuis six mois que rien ne pouvait m'ébranler, ou presque. Les guides nous avaient pourtant prévenues, Anne-Marie et moi, au début de l'automne, que nous aurions à traverser des moments de perte de foi importante dans la transition vers la quatrième dimension. Cela faisait maintenant quelques mois qu'ils nous avaient lancé cette mise en garde et rien ne s'était produit pour déclencher de telles crises, quelles qu'elles soient, bien au contraire. Je me souviens d'ailleurs d'avoir réagi fortement à cette prédiction et de leur avoir répondu que seule la mort d'un de mes enfants pourrait me faire perdre la foi. Malgré toutes mes connaissances au sujet de la survie de la Conscience, je ne sais toujours pas si je serais plus sage que la moyenne des gens si j'étais placée dans une telle situation. Ils m'avaient aussitôt rassurée sur ce point en précisant que rien de fatal n'arriverait à mes enfants. Je m'étais efforcée d'oublier aussitôt qu'ils avaient même mentionné ces mots.

Je me sentais pratiquement invincible depuis. Même ma rupture avec Jimmy n'avait pas réussi à perturber mon état de grâce, alors je ne voyais pas ce qui pourrait le faire... Peut-être dangereux comme attitude, arrogant à la rigueur, mais je n'avais pas envie d'« emprunter la misère ». Dans ce cas, je préférais de loin suivre les sages conseils bien terriens de ma mère, et surtout ne pas m'en faire avec une histoire de prophétie de l'au-delà dont je pouvais sans aucun doute changer le cours de toute façon. C'est moi la créatrice, pas vrai?

*
**

J'ai eu une petite fausse alerte « Matt Damon » le soir de l'ouverture du salon. C'était le calme plat à ma table et je jasais avec la secrétaire de ma maison d'édition pour tuer le temps quand tout à coup j'ai aperçu un homme debout, dos à moi, en train de scruter l'étagère sur laquelle se trouvaient tous mes livres. Je n'en ai pas fait de cas, car beaucoup de gens s'arrêtent pour regarder les couvertures de mes bouquins sans nécessairement venir me voir pour une dédicace, jusqu'à ce que l'homme en question se retourne et se dirige droit vers moi.

— Allô France!

Mon cœur a fait trois tours avant de s'arrêter de battre quelques secondes dans ma poitrine. Il a fallu que mon disque dur traite l'information et envoie le signal à ma bouche, momentanément paralysée, pour qu'elle s'active et articule quelques sons compréhensibles.

— Marc! Comme je suis contente de te voir!

Peu d'hommes me font cet effet-là, mais lui avait visiblement encore ce pouvoir sur moi! Marc a été mon patron à TVA quand j'étais journaliste aux affaires publiques et aux nouvelles. J'ai été secrètement éprise de lui pendant au moins un an à cette époque, juste avant de rencontrer Guy, le père de mes enfants. Pour être honnête, «secrètement» est un bien grand mot dans mon cas, puisque toute la station était au courant et mes collègues se moquaient allègrement de moi dès qu'ils en avaient l'occasion. Je me souviens que tout mon grand corps ramollissait quand il entrait dans mon champ de vision et que mes genoux fléchissaient chaque fois qu'on se croisait dans la salle des nouvelles. Le seul secret était que je ne lui avais pas avoué mes sentiments parce qu'il était très bien marié et heureux dans cette union. Mais je l'aurais courtisé ouvertement s'il avait été célibataire. Or, il était là, droit devant moi, quinze ans plus tard, toujours aussi beau et charmant avec sa voix d'animateur FM.

On a placoté de longues minutes comme de vieux amis qui se seraient vus la veille sans avoir eu le temps d'épuiser les sujets de conversation, et je l'ai accompagné jusqu'à la sortie du salon quand l'heure de ma séance de signature s'est terminée. Je suis rentrée à la maison le cœur léger et comblé, même s'il est toujours marié et heureux. En prenant mon crayon, le lendemain après la méditation, j'ai compris que même si Marc ne serait évidemment pas mon partenaire d'idéal amoureux, cette synchronicité m'avait apporté une joie profonde sur laquelle je pouvais surfer quelque temps. Une autre preuve que l'Amour est une énergie vitale qui nous transporte, qu'on soit en relation intime ou pas, et j'apprenais à le vivre autrement, sans attache ni attente.

Mais on s'entend que ça ne fait pas des enfants forts.

En séance de travail avec Anne-Marie, avant de fermer boutique pour le temps des fêtes, les guides se sont amusés avec moi. Je leur ai dit en riant que j'étais un peu déçue de ne pas avoir rencontré mon «Matt Damon» au Salon du livre, mais que je cultivais la certitude que mon maître allait se présenter à moi dans un événement public, à une conférence ou un atelier peut-être.

Sans détailler, ils ont tout de même confirmé cette sensation qui m'habitait depuis ma sortie du film *Au-delà*. Un seul impondérable demeurait: combien de temps devrais-je attendre avant que ça se concrétise? Je suis une fille impatiente, dois-je le rappeler? Mais je voulais vraiment apprendre à laisser les événements se produire au moment opportun, quand le fruit est mûr. Tout un défi en perspective…

*
**

Les fausses alertes se suivent et se ressemblent. Je rencontre quelques hommes dans une courte

période de temps qui pourraient tous être des amoureux potentiels, mais rapidement je détecte que
l'idéal ne sera possible avec aucun. Une de ces rencontres avec un vieil ami de jeunesse me permet
d'intégrer une notion importante dans la quête de
l'idéal amoureux. J'ai cru, l'espace de quelques jours,
qu'une relation plus intime pourrait se développer
entre nous. Il a vraiment changé. Moi aussi. Nous
avons acquis beaucoup de sagesse à travers nos
nombreux revers respectifs, et nous nous retrouvons en ce début d'hiver 2010 tous les deux célibataires en même temps.

Dans l'expectative d'une union potentielle, je
reçois en écriture automatique un message qui se présente avec les images mentales explicatives. On me
montre deux fusées semblables dans leur structure.
L'une d'elles reste au sol, et le pilote, mon ami, en ins-
pecte les moteurs, se demandant s'il a envie de voler
aujourd'hui, demain ou seulement dans quelques
mois, voire quelques années. L'autre fusée se trouve
en orbite, et c'est moi qui suis aux commandes. ∞ *Vous
êtes de la même race, des âmes sœurs qui ont exploré le
plan de la matière sous différentes formes relationnelles
dans plusieurs vies. Mais vous n'êtes pas à la même
place* ∞, me transmet-on avec beaucoup d'acuité.

Cette simple phrase suffit à me ramener à la réalité et à poursuivre ma route, sans souffrance. C'est
fabuleux, cette guidance que je reçois maintenant
par mon propre canal. Merci, Anne-Marie, pour le
coaching! Il s'agit aussi d'un principe universel. On
peut rencontrer de nombreuses âmes sœurs tout au
long de notre vie, les reconnaître et les aimer même,
sans pour autant être sur la même longueur d'onde.
J'aime cette expression très imagée, parce qu'elle
dépeint parfaitement la réalité.

« Être sur la même longueur d'onde » veut dire qu'on vibre à la même fréquence, qu'on est à la même place que l'autre. Mais on peut passer à côté d'une foule d'âmes sœurs, de flammes jumelles aussi, sans jamais s'en rendre compte, simplement parce que notre fusée se trouve au sol ou sur une autre orbite que la leur. Une reconnaissance d'Âme ne veut pas nécessairement dire qu'on est disponible à l'autre ou que l'autre est prêt pour nous. Il faut que les deux partenaires vibrent en même temps sur la même corde pour former un Couple solaire.

Ainsi, dès que j'observe l'image des fusées sur mon écran mental, cela apaise mon cerveau hyperactif et me permet de ne pas retomber dans mes scénarios, ceux que je me crée de toutes pièces pour réinventer ma vie quand les événements ne tournent pas à mon avantage. Je suis une as de la fabulation, du *build-up* intellectuel. Pour contrer cette forme de mythomanie socialement acceptée qui est devenue la norme pour une grande majorité d'êtres humains, ma pratique quotidienne de la méditation et de l'écriture inspirée me permet entre autres de sortir de ma tête, d'entrer dans mon ressenti et de ne pas tomber dans la construction de scénarios improbables, qui m'entraîneront nécessairement vers la souffrance émotionnelle.

O.K. *Exit* la possibilité avec le vieil ami, *exit* toutes les autres aussi, je prends mon mal en patience... Pas trop longtemps, quand même.

CHAPITRE 36

L'amour n'a pas de sexe

Janvier 2011. J'ai célébré le jour de l'An avec mes enfants et leur père (qui n'avait plus de blonde à cette période) dans l'harmonie la plus totale. On s'est offert quatre jours de vacances sur une base de plein air avec mes sœurs, ma mère, les beaux-frères et toute la marmaille dans un grand chalet, sans se tomber sur les nerfs une seule seconde. Cette bonne entente entre Guy et moi, exceptionnelle selon nos amis et nos familles respectives, me réjouit et assure du coup une stabilité émotionnelle à nos enfants, qui voient quotidiennement leurs parents s'entraider et s'amuser ensemble. En plus, leur transmettre ce modèle de mère séparée épanouie et heureuse me console. J'aime bien répéter à qui veut m'entendre que j'ai peut-être échoué lamentablement mon mariage, mais que j'ai parfaitement réussi mon divorce! Il ne me reste qu'à montrer à mon fils et à ma fille l'image d'une mère amoureuse, peu importe que mon partenaire soit Guy ou un autre homme formidable. Et j'entends leur prouver en plus que cela n'affectera en rien la relation amicale que nous entretenons avec beaucoup de soin, leur père et moi.

Ce week-end, j'attends mon amie d'enfance Christine et son fiancé pour célébrer mon anniversaire. Elle m'a demandé il y a quelques jours, un peu gênée, si je pouvais aussi inviter sa copine Annick à venir nous rejoindre au chalet pour vingt-quatre heures. Je connais peu cette fille, mais j'ai eu l'occasion d'organiser les fiançailles de notre amie commune avec elle à l'automne et je l'apprécie déjà beaucoup, ce qui semble être très réciproque. Alors pourquoi pas?

Ils arrivent à quelques minutes d'intervalle en fin d'après-midi. La fête commence dès que nous ouvrons la première bouteille de vin. C'est bon d'avoir enfin de la compagnie. J'ai pris beaucoup de temps en solitaire depuis trois mois, alors un peu de présence humaine chaleureuse dans mon petit paradis au creux des montagnes me fera le plus grand bien.

On prépare le repas tous ensemble dans la joie et les rires. Le feu crépite dans le foyer, le gros chien d'Annick s'entend à merveille avec les miens, l'atmosphère est légère... Bref une soirée parfaite est en vue avec des gens que j'aime et qui me le rendent bien. Après le souper, on décide à l'unanimité d'aller faire une balade au clair de lune pour admirer le ciel étoilé. J'ai un réel coup de foudre pour cette Annick. Une belle grande femme de trente-sept ans, fonceuse et idéaliste comme moi, qui n'a pas eu peur elle non plus de laisser son amoureux derrière pour suivre ses élans alors qu'il n'était pas prêt à l'accompagner dans la concrétisation de son projet de vie. Grande décision qui me rappelle le courage que ça prend pour en arriver là. Je me trouve tout à coup très courageuse moi aussi. C'est bon de se reconnaître parfois, de se donner du crédit grâce au miroir grossissant que nous présentent certains acteurs de soutien essentiels dans notre belle grande pièce de théâtre. Merci, Christine, de m'avoir amené cette amie !

Annick est une guérisseuse dans la plus pure tradition du terme, c'est-à-dire un canal qui stimule l'autoguérison des gens qu'elle côtoie par sa simple présence vibratoire, ses bons conseils et les petites potions magiques qu'elle concocte dans son atelier de sorcière en herbe. Une infirmière consciente de son mandat, qui a mis de côté sa carrière dans une multinationale pharmaceutique pour s'acheter une terre et réaliser son rêve de produire elle-même ses huiles essentielles, de A à Z. Une Émilie (*Les Filles de Caleb*) de la guérison qui a perdu son Ovila en chemin parce qu'un choix s'imposait dans sa vie. Fallait-il qu'elle se rende malade dans un travail qui ne la nourrissait plus ou qu'elle écoute son cœur et crée son entreprise pour favoriser la guérison de ceux qu'elle accompagne ? La réponse s'est imposée si clairement qu'elle a tout vendu et s'est installée seule avec son chien dans une fermette à trois heures de Montréal, avec la certitude et la fougue d'un chevalier en quête du Graal, de son Graal intérieur. Bref, elle m'inspire et cela semble réciproque.

En regardant les étoiles, j'ai soudain un élan du cœur pour Annick. Elle m'attire comme un aimant. Je suis d'abord déstabilisée par cette attraction. Puis je me questionne. Quel sentiment est-ce que j'éprouve en ce moment ? Un mélange d'amour et d'amitié ? Y a-t-il une différence entre les deux ? Dans le livre

Le Maître en soi, un chapitre complet décrit l'amitié comme un lien d'amour réel sans la notion d'intimité. Mais c'est de l'amour quand même. La même fréquence, la même énergie qui nous stimule et nous donne la force de déplacer des montagnes. En ce moment, j'éprouve l'élan curieux de l'enlacer et de l'embrasser. Une pulsion semblable à celle que je ressens quand je rencontre un homme qui me plaît.

J'ai déjà ressenti cette forme d'élan amoureux pour d'autres femmes dans le passé. Mon amie de jeunesse Nathalie, avec qui j'ai joué au basketball pendant six ans, a été la première fille à me faire vivre cette sensation ambiguë. Disons que je l'aimais beaucoup plus qu'une amie «normale», mais sans jamais remettre en question pour autant mon orientation sexuelle. J'ai aimé et j'aime toujours cette femme comme j'aimerais un amoureux, sans jamais avoir eu la pulsion de devenir lesbienne pour autant. J'ai toujours été attirée par les hommes, et je ne dis pas cela pour me justifier, je ne juge pas l'homosexualité. Je n'aurais aucun problème à être gaie. J'ai plusieurs amis qui le sont, j'en ai même qui ont eu des enfants dans une union précédente et qui vivent ouvertement aujourd'hui leur homosexualité en famille recomposée avec un conjoint du même sexe, ce que je trouve plutôt cool dans un contexte de Nouveau Monde où nous sommes appelés à mettre nos jugements totalement de côté. En réalité, je comprends depuis toujours que l'amour n'a pas de sexe. Mais je ne crois pas que je vais changer d'orientation sexuelle pour autant. Pas ce soir du moins!

Alors que se passe-t-il avec Annick? Je sais que je reconnais cette fille dans tout son Être. Et ce n'est pas parce que je l'ai déjà côtoyée dans le passé. Je la reconnais au même titre que j'ai reconnu

Philippe, Jimmy, Pierre, Anne-Marie et les autres âmes sœurs ou flammes jumelles qui ont croisé ma route. Je reconnais sa vibration, et c'est aussi quand elle a frôlé mon épaule, en marchant sur le bord du lac, que le courant a passé. J'ai aussitôt ressenti une attraction incontrôlable qui m'a surprise et m'a rendue mal à l'aise. Je me suis ressaisie en me disant qu'il n'y a pas de honte à aimer. En plus, j'ai la nette impression d'avoir retrouvé une vieille amie de cent vies, un clone en version guérisseuse éclaireure, tellement notre énergie est semblable. Une telle reconnaissance d'Âme ne peut être que positive, quoiqu'un peu déstabilisante.

En rentrant à la maison, mes copains se préparent à se coucher dans la chambre de ma fille. Annick, qui a encore envie de jaser, me demande si elle peut dormir avec moi dans mon grand lit king. J'hésite quelques secondes, puis j'acquiesce, un peu troublée. Pourtant, j'ai dormi des centaines de fois avec des amies de fille dans le même lit, et ça ne m'a jamais dérangée. Et si l'envie de l'embrasser me reprenait quand elle va être couchée à côté de moi ?

Je m'éveille avant Annick et sors discrètement de la chambre. J'ai mal dormi. Beaucoup trop d'énergie circulait entre nous et ça me rendait fébrile au point de chasser le sommeil, qui me gagne habituellement bien avant minuit. On a placoté jusqu'à deux heures du matin, et quand elle s'est finalement endormie, j'ai mis un temps fou à en faire autant. J'avais ressenti à plusieurs reprises des pulsions de la toucher et de la prendre dans mes bras au cours de notre longue conversation, sans toutefois laisser paraître quoi que ce soit. Par peur d'être jugée peut-être. Comment m'aurait-elle reçue? Je ne voulais toutefois pas résister à la sensation. L'élan était là, un point c'est tout. Je n'allais pas me culpabiliser en plus de vivre ces sensations et ces élans d'amour inconditionnel.

Quand tout le monde est levé, je sers le petit déjeuner et je les laisse repartir chacun de leur côté, sans parler avec Annick des sensations de la nuit. Le lendemain, je décide de mettre cartes sur table et de partager avec elle au téléphone les détails de mon expérience. Je nomme tout ce que j'ai ressenti en sa présence en prenant le plus grand soin d'être transparente, quitte à l'effrayer. Je suis plutôt étonnée (et soulagée) de constater qu'elle trouve ça drôle. Elle est flattée même d'apprendre qu'elle m'a fait autant d'effet! On rigole toutes les deux à propos de la situation et je raccroche en sachant que je viens de me faire une nouvelle amie. Une vraie petite âme sœur avec qui je pourrai toujours échanger librement, sans tabou ni malaise. Sans cloison!

Bon, mon maître maintenant. Où se trouve-t-il?

CHAPITRE 37

La rechute

F in juin 2011. Comment en suis-je arrivée là ?
Pourtant, tout allait si bien. J'étais dans un état
de grâce perpétuel depuis l'été 2010. Plus de douleur au plexus, plus de peine, quelques tristesses
momentanées, oui, mais plus rien de comparable à
ce que je vivais avant mon fameux *reset*. Tout était
parfait, comme la promesse de quatrième dimension me le laissait croire, ce que j'enseignais depuis
des mois à qui voulait l'entendre en conférences et
en ateliers. J'attendais patiemment de concrétiser
mon idéal amoureux, mais sans souffrance. Enfin,
jusqu'au printemps. Et la descente dans l'abîme a
été fulgurante. Trois mois plus tard, de nouveau la
catastrophe.

Il est quatre heures du matin. Je suis dans la
position du fœtus, réaction de défense naturelle
archiconnue chez moi qui se déclenche toutes les
fois que j'expérimente une situation émotionnelle

extrême. Sauf qu'au stade où je suis rendue dans mon évolution spirituelle, je ne croyais plus jamais revivre ce genre d'émotions vives. Je n'ai pas fermé l'œil de la nuit. Je repasse en boucle toutes les scènes de cette dernière trahison. Trahison apparente, devrais-je préciser, puisque j'ai intégré maintenant la notion que les thèmes karmiques sont une interprétation de ce que nous portons comme mémoires et charges émotionnelles. Pure illusion, miroir grossissant pour nous pousser vers la guérison et la maîtrise.

N'empêche. Mon mental a pris le contrôle et tourne le couteau dans ma plaie béante sans relâche. Je revois chaque geste, chaque parole, chaque situation où j'aurais pu faire les choses différemment pour éviter ce dénouement pathétique. Je suis de nouveau plongée au cœur de la tourmente. La seule différence avec les crises précédentes, c'est que je suis parfaitement consciente que j'ai créé de toutes pièces cet événement tordu. C'est ça le plus dur à accepter d'ailleurs quand on entre dans une certaine forme de conscience élargie : savoir qu'on est un créateur et qu'on s'est fichu dans la merde tout seul comme un grand. «Impardonnable», me dit mon gros ego. Et pourtant, me pardonner demeure l'unique chose à faire, sinon je vais me faire mourir de rage contre moi-même.

J'ai beau comprendre le deuxième niveau, on vit généralement au premier, et à cet étage, qu'on peut même parfois qualifier de bas, j'ai répété mon vieux scénario de trahison. Celui que je m'inflige depuis toujours, mais cette fois, à la puissance dix! Je n'en reviens juste pas. Je l'ai encore fait. J'ai poussé inconsciemment une femme que j'aime dans les bras de l'homme que je convoitais. Je suis si K.O. de m'être moi-même administré cet uppercut de poids lourd que je ne vois pas comment je vais m'en sortir indemne.

J'ai dû abaisser radicalement ma vibration sur le parcours, parce qu'on ne crée pas ce genre de piège en quatrième dimension. Ce que je vis, c'est de la troisième dimension dualiste en version tragédie grecque dans sa plus pure expression.

En revenant sur la chronologie des événements, je constate que j'ai commencé à glisser sur la pente descendante à la fin de mars. Je donnais une conférence devant trois cents personnes à Drummondville, et dans les minutes précédant ma prestation, j'avais eu beaucoup de difficulté à méditer. J'étais perturbée et très fatiguée. Quelques jours auparavant, j'étais retombée dans mes vieilles blessures d'abandon et de trahison sans même les voir venir en raison d'un événement anodin que j'avais interprété et déformé complètement. Je n'insiste même pas sur le comment du pourquoi qui a provoqué tout ça, puisque toutes sortes de situations de notre quotidien, aussi insignifiantes soient-elles, peuvent déclencher des tempêtes selon nos états d'âmes du moment, alors qu'en d'autres moments elles seraient passées inaperçues. Mais sachez au moins que c'est encore mon mental, ce saboteur de premier niveau, qui m'a projetée lentement mais sûrement au tapis en inventant des scénarios inexistants.

Quoi qu'il en soit, la blessure d'abandon, peu importe sa provenance, nous ramène toujours à la blessure originelle, c'est-à-dire celle de se sentir abandonné par la Source. Nous portons tous ce «péché originel» dans la troisième dimension, soit l'illusion d'être séparé de notre Père céleste, donc abandonné par Dieu, parce que nous nous incarnons avec un voile d'oubli. On oublie qu'on est tous des dieux incarnés dans la matière. Pendant la conférence, puisque j'avais repris contact avec cette partie fragilisée en moi, je suis entrée en résonance avec tous les gens qui étaient venus m'entendre ce soir-là et qui portaient également cette blessure. Et un bobo, si petit soit-il, finit par faire mal quand il est multiplié par trois cent! Résultat, le lendemain matin, je n'ai pas pu me lever de mon lit. Un dix-huit roues m'aurait passé sur le corps que je n'aurais pas été plus amochée. J'ai pleuré un torrent de larmes pendant une semaine sans pouvoir me contrôler, et surtout sans me comprendre. Je réussissais tout de même à tourner ça en blague en affirmant à mon entourage entre deux crises :

— Toute cette peine ne peut pas être juste à moi, je suis au bord de la déshydratation complète!

Sans le savoir, j'étais assez proche de la vérité.

Anne-Marie est venue à ma rescousse. Les guides m'ont expliqué des notions énergétiques de base, notamment que je devais apprendre à me protéger pour exercer mon nouveau métier de «gouroune» nationale. Parce que chaque fois qu'on retombe dans nos vieux schèmes dualistes en se noyant dans l'océan des émotions, on devient aussitôt poreux et on s'expose à capter la charge émotionnelle des gens qu'on accompagne. Or, je me promène à travers la province pour accompagner des milliers de gens dans un processus de reprise de leur pouvoir, qui passe avant tout par la guérison émotionnelle. Il est donc assez normal que j'entre en résonance avec leurs états d'âme quand je suis moi-même en train de soigner mes plaies.

J'ai résisté longtemps à ces notions d'énergie, surtout parce que je ne peux pas en détecter les subtilités avec un de mes cinq sens de base. L'Énergie ne se voit pas, ne se touche pas, ne s'entend pas, ne se goûte pas. On ne peut pas la sentir non plus, on ne peut que la ressentir, et je n'avais pas toujours été à l'écoute de mes sens subtils depuis les débuts de cette aventure avec l'au-delà. Pour en rajouter, mon ego de sceptique pas complètement convertie avait sous-estimé l'impact que ces vibrations pouvaient exercer sur mes corps physique et émotionnel. Mais j'étais si mal en point que je ne me suis pas obstinée.

J'ai appliqué soigneusement par la suite les petites règles de base d'une bonne hygiène énergétique qu'on m'a transmises pour arriver à donner ma prochaine conférence, une semaine plus tard. En gros, il s'agit simplement d'élever sa vibration dans l'intention d'être protégé par une bulle de lumière et de visualiser autour des écrans de couleurs. Je ne veux pas entrer dans les détails de ces rituels, je crois que c'est avant tout une question d'intention, et non pas une recette précise en particulier. Force est de constater toutefois que ça fonctionne, puisque j'ai réussi à remonter sur scène et à me relever le lendemain matin sans ecchymoses.

Mais le mal était fait. Mon mental hyper-hyperactif s'apprêtait à me blesser grièvement. Et puisque la pensée crée, j'ai créé exactement ce que je craignais.

Quel a été, ou plutôt qui a été l'élément déclencheur de cette rechute ? Vous ne me croirez pas...

Philippe !

CHAPITRE 38

Crise de foi numéro 2

Quand j'ai appris au printemps que Philippe se séparait, après presque quatre ans de relation (comme l'avait pressenti mon amie Anne-Marie!), mon petit cœur s'est emballé. On s'était beaucoup rapprochés depuis son malaise qui l'avait mené à l'hôpital et j'éprouvais des sentiments de plus en plus profonds envers lui, allant au-delà de la simple amitié. Quelques signaux de sa part me laissaient croire, à tort ou à raison, qu'une relation intime entre nous était peut-être possible à long terme, cette fois. Beaucoup d'eau avait coulé sous les ponts depuis notre première aventure estivale en 2007. On avait gagné en maturité chacun de notre côté, il semblait avoir beaucoup appris de sa dernière relation, même chose pour moi, et on s'entendait à merveille. En plus, l'attirance qu'il exerçait sur moi ne s'était jamais estompée. Tout semblait en place pour nous permettre de vivre cet idéal amoureux

296 C'est quoi l'amour?

que nous portons tous les deux. Du moins, dans ma tête.

C'est à l'intérieur de mon cerveau comparable à une roue de hamster qui tourne à temps plein que s'est joué le scénario menant à ma perte. Ma formidable machine à inventer des histoires improbables s'est mise en marche à la vitesse grand V, et avant même qu'il puisse se revirer de bord j'avais réorganisé mon duplex (il fallait d'abord qu'on le rachète de Jimmy!) pour l'accueillir avec ses enfants. Les meubles étaient placés, les projets à court, moyen et long termes étaient tous élaborés et, bien sûr, ma chanson pour notre éventuel mariage était écrite! Je suis tellement folle que j'ai composé deux chansons pour autant de mariages qui n'auront jamais lieu, un avec Jimmy et l'autre avec Philippe! Quand j'y repense, j'éclate de rire entre deux sanglots, tellement je me trouve pathétique de romantisme anticipé! Le syndrome de Cendrillon et les autres contes de fausses fées semblent finalement avoir fait plus de dommages que je ne le croyais. Mais minuit a sonné depuis un bon bout de temps, et aucun prince charmant ne va venir me chercher sur son grand cheval blanc. C'est moi le maître du cheval et je l'ai laissé prendre le contrôle beaucoup trop longtemps.

Quand Philippe a détecté où j'étais rendue dans ma tête (je lui avais épargné plusieurs détails de ma schizophrénie passagère, mais c'est un gars très sensible, alors il l'a ressentie), il s'est éloigné de moi. Il m'a fallu plusieurs jours pour comprendre pourquoi il était devenu si froid quand il me voyait, et un soir de juin, je l'ai vu flirter avec d'autres filles dans un party de rue. Je vivais assez bien avec ce fait, consciente qu'il avait besoin de liberté et que je l'avais repoussé dans sa blessure de culpabilité en retombant dans ma blessure d'abandon. Mais quand j'ai réalisé qu'il était en relation avec une de mes amies, que je lui avais présentée en plus, j'ai sombré. Le grand naufrage. Il est sept heures du matin et j'ai finalement dormi, une heure tout au plus. Juste avant de tomber d'épuisement au petit matin, j'ai vécu une expérience mystique inattendue. C'est souvent dans ces moments de grand lâcher-prise pendant lesquels on abandonne toutes nos résistances qu'on a accès à ce genre de connexion.

Totalement à bout de forces après avoir repassé le film des événements mille fois sur mon écran mental pour en changer l'issue, j'ai demandé de l'aide à tous les saints et les guides du ciel pour transcender cette épreuve. Alors que je poussais mes derniers soupirs de dépit, j'ai senti ma couronne vibrer et j'ai demandé par télépathie :

« Qui est là ? »

Une lumière blanche réconfortante a subitement envahi mon corps et j'ai éprouvé une sensation de bien-être complet avant d'entendre la réponse :

∞ *Métatron.* ∞

« Euh... c'est qui, Métatron, au juste ? » ai-je répliqué du tac au tac dans ma tête, n'ayant jamais entendu ce nom peu commun auparavant.

∞ *C'est Dieu.* ∞

« O.K. Je suis vraiment en train de devenir folle ! » Et je suis tombée de fatigue.

Il est sept heures quinze du matin et je suis devant mon ordi à la campagne. Métatron, c'est le nom donné au patron des archanges dans la Kabbale. C'est une sorte de représentation physique de l'autorité suprême, l'équivalent de Dieu, selon certaines interprétations de cette branche élitiste du judaïsme.

Il faut croire qu'au plus profond de ma détresse nocturne, après avoir notamment repassé en boucle les images insupportables de Philippe dans les bras de sa nouvelle maîtresse, un exercice d'automutilation dans lequel je suis passée maître, j'ai eu un petit moment d'illumination. Pas long, pas révélateur non plus au point de me permettre de lâcher prise instantanément et de continuer ma route avec le sourire, mais suffisamment apaisant pour me permettre de me reposer un peu.

Et me revoilà seule avec moi-même, debout devant ma belle grosse blessure originelle, puisque l'effet bénéfique de la petite visite de «Dieu» n'a pas duré! Me revoilà les deux pieds bien ancrés dans la troisième dimension, en pleine dualité, entre ma lumière, qui a l'allure d'une petite veilleuse, et mes nombreux démons. Le plus dur à avaler, c'est que je suis l'unique commandant à bord de ce navire à la dérive et que j'ai moi-même donné le coup de barre qui l'a projeté dans la tempête. Pas fort!

Ça me frappe en plein front. Je prends tout à coup conscience de mon grand pouvoir créateur.

Une chance qu'Anne-Marie existe. Elle n'est peut-être pas forte elle non plus présentement, mais elle est toute là quand même. C'est fou ce que nous sommes connectées, elle et moi. Pour des raisons complètement différentes, parce qu'elle porte des thèmes distincts des miens, elle a amorcé sa propre chute karmique quelques semaines avant moi. N'empêche que nous vivons simultanément la même «crise de foi». Nous revisitons toutes nos mémoires, toutes les empreintes qu'elles ont laissées, et cela bien malgré nous. C'est comme si on avait fait un pacte avant la naissance. On ne laisse pas l'autre tomber toute seule, on tombe ensemble...

J'aurais dû mieux lire les petits caractères au bas du contrat avant de signer! Je suis si déboussolée, si déçue de moi, que je ne vois plus clair. Bien qu'Anne-Marie soit en arrêt de travail elle aussi et qu'elle ne canalise plus en état altéré, elle peut quand même pratiquer l'écriture automatique. Je lui pose donc une série de questions pour comprendre ce que je viens de manifester dans ma vie amoureuse, parce que mon propre canal déforme souvent la réalité quand je suis trop émotive. Les réponses sont d'une lucidité implacable, mais elles ne font pas mon affaire. Essentiellement, les guides m'invitent à prendre conscience du fait que c'est effectivement mon mental qui a tout saboté. Sortir de l'esclavage mental, ce maître incontesté qui réinvente la réalité quand elle ne correspond pas à mes attentes, demeure à ce jour le plus grand défi de ma vie. Et c'est un défi collectif, puisque dans nos sociétés modernes le mental qu'on a tant valorisé et cultivé pour devenir des gens rationnels, analytiques et raisonnables a pris le dessus sur notre sensitivité et nos antennes naturelles. Nous sommes pourtant des Êtres perceptifs, sensitifs et intuitifs, bien avant d'être logiques. En dépit de cet état de fait, tout un courant de pensée nous a fait croire le contraire depuis des siècles. Et ça nous a joué de très mauvais tours.

Voici un résumé de leur lecture de deuxième niveau, d'une lucidité déconcertante.

∞ *Chère Âme bien aimée, recevez nos vibrations d'Amour. Nous percevons votre peine et observons que le corps émotionnel souffre. Vous êtes actuellement logée dans cet espace qui est celui du corps de la douleur – votre douleur ainsi que la douleur de la conscience collective de cette humanité. Cette blessure relative à la coupure avec la Source lorsqu'il y a incarnation sur le plan terrestre; cette illusion de la séparation et de l'abandon que porte toute Flamme de Vie ayant fait le parcours de la descente dans la matière. Vous souffrez de la sensation de solitude, chère Âme bien aimée. Votre Être est fatigué de cette grande solitude et cherche apaisement et reconnexion à «Tout ce qui Est». Vous avez une impression d'abandon qui vient déchirer le cœur aimant qui cherche à se reconnaître comme étant un Tout. Vous êtes à rencontrer à nouveau cette traversée du désert qu'il faut libérer pour pouvoir sortir vainqueur et pénétrer dans le royaume des cieux.*

Qu'est-ce que ce royaume, en vérité, chère Âme? C'est cet espace à l'intérieur de l'Être où la séparation n'est plus. Cet espace s'exprime par une sensation d'être Tout ce que vous Êtes, quelle que soit l'orientation où se pose votre regard. Vous avez oublié que vous êtes Tout ce qui Est et vous observez l'expérience actuelle comme étant une lutte dans l'attente de la retrouvaille avec un aspect que vous n'avez point et qui est nécessaire à la complétude de votre Être. Vous êtes dans l'attente, comme si un aspect de votre Être était amputé. Vous souffrez de la coupure de cette amputation. Toutefois, chère fille, qu'est-ce qui s'est transformé depuis ce moment où vous aviez goûté à la plénitude de votre Essence? Quelle est la nouveauté? Une pensée, une croyance, une attente… Êtes-vous réellement amputée, Maître?

Vous êtes à revisiter l'espace où la Flamme qui vous anime se perd dans l'illusion de la séparation, et vous voilà en souffrance. Vous vous êtes associée à la conscience collective (lors de cette conférence, entre autres) dans son pèlerinage de la troisième corde à la quatrième. Un espace que vous aviez déjà traversé. Vous avez de même capté toute la souffrance des Êtres que vous avez choisi de guider et vous avez permis à votre cœur d'absorber toute la douleur de ce monde. Vous vous êtes abandonnée dans l'enfer de l'illusion et votre Être cherche à retrouver son chemin. Toutefois, il cherche apaisement de la souffrance dans cette croyance que ce chemin porte le nom de votre compagnon. Ainsi, la douleur persiste et augmente puisque vous vous éloignez de plus en plus de la vérité de votre Être.

Bien sûr, votre âme sœur Philippe a pris le mandat, dans cette présente vie, de vous accompagner dans ce chemin de libération, dans ce chemin d'affranchissement, dans ce chemin d'ascension, bien avant de porter l'étiquette d'amoureux. Vous avez choisi la maîtrise et l'ascension dans cette incarnation, chère Âme. L'Âme maîtresse de Philippe, dans les dimensions supérieures, sait cela et fera tout pour que vous puissiez y parvenir. Pour cette Flamme, servir la Source de votre Être est le véritable Amour; non point servir la blessure de la personnalité. Vous nous saisissez? Or, s'il y avait maintenant un arrimage de vos deux personnalités dans un compagnonnage de couple, votre corps de douleur serait apaisé temporairement, mais vous n'auriez pas accès à l'élévation que vous avez demandée quant à la libération de la blessure de l'ego qui continue à croire en l'illusion présentée.

Les corps de lumière de votre Être et de celui de Philippe sont liés dans les cinquième, sixième et septième cordes. Les Âmes sont à s'offrir une occasion de s'affranchir de l'illusion, de la dualité, de la blessure de l'Être dans le corps de matière pour pouvoir goûter en cette présente vie à la reconnaissance du Maître en tout espace, dont celui de la troisième dimension. L'Âme de Philippe ne sert pas les personnalités, elle veut servir votre véritable Source. Il en va de même pour vous. Votre présence auprès de cet

Être lui permet de se libérer de ses propres charges émotionnelles, qui alourdissent son parcours. Vous lui offrez un portail de libération et d'affranchissement de la conscience masculine collective qu'il porte en son Essence et qu'il cherche à équilibrer. Vous inspirez son désir d'affranchissement. Vous êtes ainsi orientée vers le désir qu'il puisse aussi rencontrer ses thèmes karmiques et s'en libérer. La forme relationnelle dans une étiquette de la troisième dimension importe peu, puisque vous avez choisi de vibrer ailleurs... ∞

***

À la lumière de ce texte très inspiré et juste, je comprends mieux le rôle que Philippe avait à jouer dans ma vie : celui de me propulser vers la libération de mon karma. Rôle fort noble, faut-il le mentionner, mais ça ne fait pas du tout mon affaire. Je voulais créer avec lui un idéal amoureux, pas le pousser dans les bras de mon amie !

Voyons le beau côté des choses. Si j'ai créé ce mauvais scénario hollywoodien de série B (encore !) avec tant de talent, je dois être capable d'en faire autant, mais en m'arrangeant pour que la fin tourne à mon avantage. Si je peux causer ma perte aussi rapidement, je peux également construire ma réussite dans les mêmes délais. Si j'ai la puissance créatrice de me mutiler, je l'ai aussi de m'aimer. Parce que c'est d'amour qu'il s'agit ici. Et j'en arrive à la conclusion que je me suis lamentablement manqué d'amour une autre fois. Mais je sais aussi que mon réservoir est inépuisable. Je n'ai juste pas puisé au bon endroit.

Il suffit maintenant de réanimer le sourcier en moi. Ai-je suffisamment la foi pour y parvenir ? En ce moment, il n'y a rien de moins sûr...

CHAPITRE 39

Le féminin sacré

Mi-juillet. Je suis étendue sur mon divan et je regarde les arbres danser à travers mon puits de lumière. Je souffre tellement que je ne sais plus à quels saints, quels guides ou quels anges me vouer. J'ai mal à chacune de mes cellules comme si on m'avait battue de l'intérieur. Et je sais qu'il n'y a que moi qui m'inflige cette raclée, mais je ne sais pas comment stopper la rafale de coups. Je m'en veux tellement de me saboter encore de la sorte, moi qui me croyais complètement guérie. Il faut croire qu'il me restait quelques miettes d'autosabotage à nettoyer.

J'ai appelé mes deux sœurs ce matin pour leur dire que, pour la première fois en plus de trente ans, je comprends notre père. Je touche à cette souffrance extrême, cette détresse apparemment sans issue, celle qui peut pousser quelqu'un à charger un fusil, à le déposer sur sa tempe et à appuyer sur la détente sans trouver une seule bonne raison de s'arrêter dans le processus.

Elles ne sont pas très rassurées!

— Ben voyons donc, les filles, je ne vais pas faire ça. Voir si je veux revenir dans une autre vie pour régler des problèmes de trahison et d'abandon. Je ne vais pas me réincarner, refaire des dents, réapprendre à marcher pour la millième fois et me taper une nouvelle série de peines d'amour pour enfin comprendre! *No way*, je règle ça cet été!

Elles ont finalement renoncé à appeler le 911!

J'en ris en l'écrivant, car c'est toujours ma façon de désamorcer les plus grosses impasses dans ma vie, mais il n'y a pas grand-chose de drôle pour le moment. J'ai pleuré des océans de larmes depuis un mois. Je n'arrive tout simplement pas à me pardonner. C'est tellement prétentieux de ma part, en plus. Comme si je devais être infaillible. Comme si je n'avais plus droit à l'erreur. Comme si je n'avais plus le loisir de trébucher pour mieux me relever. Je ne me pardonne pas d'être retombée, d'avoir abaissé ma vibration et de m'être fait prendre à mon propre piège. Je suis le plus impitoyable des bourreaux avec moi-même. Je ne suis pourtant pas en peine d'amour, je ne le serai plus jamais, bien que je sois triste de ce dénouement. Mais je me sens horriblement trahie. Trahie par les acteurs de mon scénario, évidemment, mais surtout trahie par mon petit moi. Trahie aussi par mes guides, qui auraient dû me prévenir. Trahie par mon Âme. Trahie par Dieu, tant qu'à y être.

Je sais, je sais. Ce n'est que pure illusion, au risque de me répéter encore. Personne ne m'a trahie, parce que la trahison n'existe pas, ce n'est qu'une incompréhension de l'expérience en cours. Et si j'ai créé cette situation, c'est que j'en porte encore toutes les composantes. Je porte encore la trahison, la tricherie, la compétition, la comparaison, la jalousie, l'arrogance, l'agression et toutes les autres charges émotionnelles qui y sont rattachées. Et tant que je ne ferai pas la paix avec ces thèmes, que je n'accepterai pas qu'ils sont des aspects de moi, manifestés ou pas – parce qu'on est la somme de nos nombreuses expériences dans toutes nos vies –, je ne serai pas complètement guérie. La situation actuelle ne fait que m'en renvoyer l'image par l'entremise de personnages que j'ai choisi de créer. Ils vont sans conteste gagner l'Oscar des meilleurs acteurs de soutien de mon film. Ma seule consolation vient du fait que je n'ai plus le même regard sur les événements. Je ne suis plus une pauvre victime, mais une créatrice responsable. Malheureusement, ça devient aussi une arme à deux tranchants et la raison pour laquelle je n'arrive pas à me pardonner. Pourquoi m'infliger tant de souffrance?

Souffrance. Sous-France.

Le mot résonne tout à coup dans ma tête. Une sous-catégorie de moi. Un sous-produit du Soi supérieur. Alors que mon intention, en cherchant la maîtrise, vise plutôt à faire place à la Sur-France! Mais comment y parvenir?

Il faut que j'apprenne à prendre la responsabilité de mes créations sans me flageller. Cette dualité intérieure me rend folle. Quel manque d'amour de moi! Quel manque de compassion pour mon Être. Quel ego! Parce que c'est toujours l'ego qui blesse. L'ego qui ne veut pas mourir ni perdre le contrôle de ce qu'il connaît. Et ce qu'il connaît jusqu'à maintenant, c'est la souffrance, la rupture, l'échec amoureux. Alors il prend possession de mon mental, le

laisse s'emballer et blesser mon corps émotionnel.
Cette maladie mentale finira par me tuer si je n'arrête pas au plus vite cette spirale infernale. Ça va à
800 kilomètres-heure dans mon cerveau.
Je reste étendue sur le canapé pendant des
heures. J'ai décidé de ne me relever que lorsque
j'aurai rencontré toutes les parties de moi que je
n'accepte pas. Toutes. Je ne veux plus fuir ma souffrance. Et si la souffrance n'était qu'une résistance
aux aspects de nous que nous ne voulons pas voir? Je
veux entrer dedans pour l'accueillir et la dissoudre.
Ce n'est plus le temps d'en parler avec Anne-Marie
ni avec mes autres confidents. Ce n'est plus le temps
de tenter de réécrire l'histoire et de changer les faits.
Ce n'est plus le temps de m'en vouloir. Non, le temps
est venu d'observer ma peine et d'accompagner avec
amour la fille en moi qui souffre. Je connais pourtant
toute la théorie. Je l'enseigne même. Il me faut maintenant la mettre en pratique. On enseigne ce qu'on
a le plus besoin d'apprendre, dit-on. Je le confirme!
Je repense à ce que les guides m'ont transmis
dans les dernières semaines. Par exemple, ils ont
insisté sur le fait que je possède tous les outils pour
me soigner, que j'ai choisi de vivre cette expérience
pour mieux appliquer ce que je m'évertue à transmettre à des milliers de gens. Ils en ont même rajouté
pour me faire voir combien j'ai maltraité la femme
en moi. C'est le dernier gros morceau à passer. Je me
croyais pourtant guérie, mais il me reste à accueillir
le féminin en moi sans craindre d'être à nouveau
blessée. Le principe féminin, que nous portons tous,
les hommes comme les femmes, et qui demande à
s'harmoniser à l'intérieur de chaque être humain
en ces temps de bascule énergétique, a la vie dure
depuis beaucoup trop longtemps.

Associé à la fragilité, à la vulnérabilité, à la douceur, le féminin a d'abord été étouffé par des millénaires de patriarcat et de dominance masculine. Puis, dans une révolution féministe fort justifiée, les femmes ont elles-mêmes réprimé leur principe féminin pour revendiquer l'égalité avec les hommes. Mais puisque le Nouveau Monde se créera sur des bases nouvelles plus féminines, c'est-à-dire à partir des principes féminin et masculin harmonisés en chacun de nous, il va bien falloir que je me réconcilie avec ce féminin meurtri. Je n'ai jamais été fichue de traiter correctement la femme en moi. C'est pour cette raison que je me fais violence depuis l'âge de dix-sept ans. En poussant constamment une autre fille dans les bras des hommes que je désirais, je me suis blessée profondément. Mais j'ai beau être consciente de ce *pattern* que je répète sans cesse depuis l'adolescence, je n'en saisis toujours pas les rouages. Voici comment mes amis des étoiles m'ont aidée à intégrer avec une sagesse infinie les notions que j'avais intellectualisées sans parvenir à les faire descendre dans l'expérience. Ces enseignements universels s'adressent tant aux hommes qu'aux femmes. Ils s'adressent en fait au principe féminin en chaque être humain. Sachez que j'abrège volontairement les messages, puisque cette correspondance s'est étalée sur des dizaines de pages en quelques semaines.

∞ *Chère Âme, vous revivez actuellement une expérience avec l'Être voisin avec lequel vous aviez créé une probabilité de duo amoureux. Si vous êtes bien attentive, vous observerez que ce n'est pas le comportement du compagnon de route qui vient créer la douleur dans votre centre corporel. La souffrance se* produit lorsqu'il y a une troisième composante qui vient interférer dans vos projections. Vous ajoutez au duo la forme du trio. Dans cette forme relationnelle, une énergie féminine que vous aimez vient vous trahir en créant un voile entre votre propre féminité et l'Être avec lequel vous souhaitez explorer l'idéal. La blessure de trahison s'éveille lorsqu'il y a un élément féminin actif. Cela crée l'illusion qui ramène votre Être dans une expérience karmique et offre un miroir sur la trahison initiale logée au cœur de votre expérience sur le plan de la matière. Il faut inverser la vision pour que vous puissiez entrer à nouveau en contact avec votre joie profonde. Votre blessure ne porte pas une série de prénoms masculins, elle porte plutôt une série de prénoms féminins.

À l'intérieur de votre Être, il y a trahison du féminin sacré. Vous faites violence à la féminité, à la puissance de l'énergie que vous portez. Vous êtes à guérir cela. Vous êtes à apprendre à aimer qui vous Êtes dans sa féminité aussi. Vous aimez l'énergie masculine en vous qui sait vous propulser dans l'action et dans la création. Vous souhaitez maintenant aimer la partie féminine en reconnaissant qu'elle peut vous accompagner vers la rencontre de l'idéal amoureux, et non point vous trahir. Vous êtes à déloger la croyance de plusieurs vies voulant que l'aspect féminin vienne interférer, vienne saboter la possibilité d'une union dans l'harmonie et la tendresse. Vous avez à accueillir la fragilité, la douceur, la magnifique fleur que vous incarnez dans toute votre féminité. Nombre d'expériences des vies passées furent vécues dans des corps féminins qui ont connu de grandes douleurs. Vous êtes à reprendre contact avec ces fragments de l'Être pour les amener à vivre une expérience d'Amour. Accueillez-les et offrez-leur tout votre Amour. Ainsi, l'énergie de guérison pourra agir

*avec la collaboration de cette puissante énergie fémi-
nine que vous incarnez. Vous avez choisi de créer et de vivre votre idéal
amoureux en cette présente incarnation. Cela sera,
puisque dans la matrice de votre destinée sont inscrits les paramètres qui vont vous mener à cet accomplissement. Cela est su de tout votre Être, et de même,
cela est attendu par l'aspect de ce que vous êtes qui
vibre encore dans les derniers couloirs de la troisième
corde, cet aspect que vous appelez « ego ». Il a aussi
entendu l'appel et s'y prépare en tentant à tout prix de
saboter le plan. Cet ego, qui porte en sa mémoire de
nombreuses expériences relationnelles douloureuses,
peine actuellement à se lier avec les autres composantes de votre Être qui ont déjà investi le corps de
lumière dans la vibration du Nouveau Monde que vous
enseignez avec courage et foi.*

*L'Être, dans sa personnalité matérielle de la troi-
sième dimension, dans ce personnage de France qui
a parcouru de nombreuses expériences en cette présente incarnation, dont la principale est liée au départ
abrupt du père, n'a pas la connaissance de ce qu'est
l'idéal amoureux porté par les autres aspects de Tout
ce que vous Êtes. Pour cette entité bien vivante qu'est
l'ego, la relation amoureuse s'accompagne d'une
perte, d'un abandon, d'un rejet qui peut se manifester sans préavis. Pour lui, il devient alors dangereux d'y souscrire. Cette incrustation mémorielle
a pris pour mandat d'empêcher toute forme d'attachement dans l'expression de compagnonnage
avec un homme pour ne plus souffrir. Il y a donc
une forme d'interdiction gravée dans la matrice de
la personnalité, dans son libre arbitre actuel, une
interdiction de passer à l'acte réalisé d'aimer, ici et
maintenant.*

Pourtant, l'énergie de la matérialisation d'un duo avec un compagnon est bien en place, et cela depuis le début de l'année 2011. Toutefois, cette incrustation mémorielle qui porte la blessure originelle en cette personnalité France vient encore émettre une forme de veto. La peur enveloppe l'Amour lorsqu'il est question d'accomplir votre destinée harmonieuse en couple. Cette blessure existe dans vos mémoires depuis le début de votre voyage sur cette Terre, dans toutes vos incarnations en des corps de matière. Elle est miroir d'une plus grande onde de choc: la séparation d'avec la Source, la coupure avec le Père céleste, représentée en cette vie par la coupure avec votre père terrestre. Représentée de même par la série de ruptures avec les différents partenaires avec lesquels vous avez cherché à recréer cette union dans la complétude de deux Êtres, dans la complétude de votre propre union avec les deux aspects masculin et féminin de votre Essence, votre lumière, votre vibration. Votre « Je Suis » réalisé.

Qu'est-ce que l'Ascension, fille du Soleil? C'est aussi la fusion des énergies complémentaires en chaque Être, qui portent les aspects mâle et femelle et qui sont requises pour pouvoir entreprendre la construction du véhicule Merkabah (l'enveloppe de lumière des êtres humains vibrant en cinquième dimension) en vue du grand voyage de retour en la réelle patrie de la Source de Tout ce que vous Êtes. Qu'est-ce que l'idéal amoureux représente? La possibilité de fusionner avec votre Être pour pouvoir vous souvenir et entreprendre ce chemin du retour.

Or, le corps de matière dans la personnalité France hésite à emboîter le pas. La peur est logée profondément et la venue du compagnon de route dans l'expression d'une expérience de complémentarité, ici en ce monde, est perçue comme un grand danger pour cet aspect de vous-même, chère Âme. Et pourtant, il représente la porte d'entrée du royaume céleste, demeure du Très Haut, Maison véritable de toutes les cellules humaines.

Vous avez si longuement voyagé sur la Terre mère (depuis vingt-cinq mille ans) qu'il y a un attachement plus fort actuellement à la volonté d'en être affectée qu'à celle d'atteindre l'équilibre de vos deux polarités féminine et masculine, ce qui permettrait un retour plus rapide dans les sphères des autres dimensions.

Vous repoussez (inconsciemment) l'idéal amoureux pour créer un espace-temps dans lequel vous pouvez poursuivre votre contribution en la troisième dimension. Vous poursuivez le chemin un pied dans l'ancien monde et l'autre dans le Nouveau. Ce déséquilibre se transpose dans votre expérience et se traduit par l'attente de la manifestation du duo amoureux. Sachez toutefois que le détachement à ce monde de dualité est en processus d'accomplissement et que c'est vous qui allez déterminer le moment où la décision sera irrévocable. Elle ne l'est point encore. Il faut mourir à ce monde pour renaître au Nouveau. Vous n'êtes point tout à fait disposée à mourir complètement à l'ancien, puisque vous avez créé de nombreuses structures qui vous y attachent depuis la nuit des temps.

Vous pouvez, fille du grand Soleil, choisir de mourir à vous-même et d'entrer dès maintenant dans la manifestation de l'idéal que vous portez. Le partenaire amoureux en concordance vibratoire avec votre fréquence se présentera alors pour vous accompagner dans le processus de libération, d'éveil, de transformation, de transmutation, d'élévation ascensionnelle. Parce que vous en aurez permis le passage.

Nous le répétons. Pour qu'il y ait expression de l'idéal amoureux dans la troisième dimension, il faut une acceptation de tous les aspects de votre Être, et principalement de celui qui est le Maître en cette corde. Actuellement, ce Maître refuse le passage parce que cela est considéré par le système mémoriel comme un chemin qui mène vers la mort. Cela est réel, puisque ce chemin mène effectivement à la mort de l'Être incarné en troisième dimension pour qu'il puisse laisser toute la place à l'Être ascensionné en quatrième et cinquième dimensions. La chenille doit accepter de devenir papillon. Elle n'y est pas tout à fait encore. Parfois, elle entre dans son cocon. Parfois, elle en ressort toute tremblante, la peur la ramenant en arrière. L'élan est toutefois amorcé. La justesse et la précision de cet élan créeront la poussée nécessaire à la propulsion de l'Être réalisé.

Tout est déjà en place, nous le répétons, en vue de manifester votre idéal amoureux, depuis le début de 2011. Son accomplissement est prévu dans votre principale matrice pour cette même année.

Actuellement, vous revisitez l'expérience humaine à travers votre corps de souffrance, mais vous le faites avec de nouvelles composantes, puisque vous savez maintenant comment élever votre vibration pour voir avec autre chose que les yeux de la troisième dimension. La guérison est un état de conscience, chère Âme. Elle œuvre principalement en cinquième corde, puisque là réside votre cœur ascensionné. Confiance et patience. La guérison s'effectue sans que vous ayez quelque geste à poser. Elle est en mouvement, elle voyage dans vos différents corps et reçoit ses directives du féminin sacré à l'intérieur de tout ce que vous êtes. Vous n'avez rien à faire. Vous n'avez pas le besoin d'aller vers la Source. La Source sait où se trouve le cœur de votre Être et Elle y est déjà. ∞

*
**

Rien à faire, donc, pour guérir. Seulement être. D'accord, c'est justement ce que je fais depuis le matin.

Je m'extirpe enfin du divan. Je n'ai pas tout guéri en quelques heures, évidemment, mais j'ai franchi la première étape. Je vais aimer la fille en moi. Au complet. Dans son féminin comme dans son masculin. Je vais d'abord aimer la fille souffrante, la blessée, la folle, l'arrogante, l'envahissante, la triomphante, la complaisante, la jalouse, la traîtresse et les autres aspects plus ombrageux de moi que le miroir de la situation actuelle me renvoie. Je vais m'aimer aussi dans ma fragilité, ma vulnérabilité et ma douceur. Bref, dans toute ma féminité. Je vais m'aimer tout entière. Parce que je suis en pleine transmutation, comme le papillon qui emporte la chenille avec lui quand il sort de son cocon. Il ne la laisse pas derrière, il fusionne avec elle dans sa grande transformation vers un état plus élevé et plus léger.

La quatrième dimension englobe la troisième, elle ne la rejette pas. Parce que tout ce qui est jugé est amplifié et nous revient en plein front tel un boomerang... jusqu'à ce qu'on l'accueille. Le papillon ne peut prendre son envol tant qu'il n'a pas allégé son bagage de jugements et de comparaisons. Nous sommes l'ensemble de notre expérience humaine sur ce plan, la somme de toutes nos ombres comme de notre lumière, et on ne peut renier les parties qui nous plaisent moins. Il faut apprendre à les aimer. La sagesse bouddhiste enseigne que lorsqu'on a appris la compassion pour soi-même, la compassion pour les autres est automatique. Et l'union avec Soi devient possible.

Le maître est aussi celui qui accepte et aime ses imperfections.

Méchant défi !

CHAPITRE 40

Le *statement* à l'Univers

Septembre 2011. De toute évidence, je résiste encore à créer ce fameux idéal amoureux. Pourtant, je vais mieux. Je dirais même que je suis sortie de là, du moins de l'œil du cyclone. J'ai commencé à ressentir que j'émergeais enfin de cette tempête d'émotions qui a ébranlé toutes mes structures vers la fin de juillet. Je constatais qu'il manquait une grosse pièce à mon casse-tête. Quand il m'est apparu, un soir de lucidité soudaine, j'ai enfin vu le Grand Plan. Mon Grand Plan.

En fait, j'ai simplement lâché la résistance et amorcé l'intégration du concept que l'idéal amoureux veut avant tout dire «tomber en Amour avec Soi». Avec Tout ce que Je Suis. Ça semble une évidence, bien sûr, et je le savais, je me le répétais sans cesse depuis des semaines, mais je ne l'avais pas encore reprogrammé dans mes cellules. J'acceptais en même temps l'idée que l'identité du partenaire amoureux n'avait plus aucune importance. Il pouvait prendre plusieurs visages, pour autant qu'il porte l'équivalent de cette sensation de plénitude retrouvée en moi.

Mais les rafales des dernières semaines avaient fait des dégâts et laissé quelques débris. Mon corps émotionnel en porte encore les cicatrices. À preuve, je me suis à nouveau attiré un homme blessé. Ce n'est pas un jugement, juste une constatation. Il est beau et formidable, mais pas complètement disponible ni guéri. Et cela me ramène invariablement à moi. Ma propre guérison n'est donc pas tout à fait terminée.

Tant qu'on porte des mémoires et des charges émotionnelles non dissoutes, on s'attire l'équivalent chez nos partenaires. Cette grande évidence doit devenir pour moi un indicateur incontournable pour choisir de rester ou de me sauver en courant quand je rencontre un amoureux potentiel. On a toujours le choix. Le libre arbitre nous permet de poursuivre sur le chemin de souffrance aussi longtemps qu'on le désire. Et il semble que j'avais encore opté pour cette voie... Jusqu'à ce matin.

Je viens tout juste de tuer le dragon cracheur de feu dans mon plexus en mettant un terme avec conviction à une nouvelle relation possiblement douloureuse. Je fais ainsi un énorme *statement* à l'Univers en disant «NON MERCI» à une autre expérience de guérison potentielle! Non à l'idée de former un couple avec un gars extraordinaire mais souffrant, qui sera peut-être guéri un jour. Non à l'automutilation en attendant que l'autre soit prêt. Non au manque d'amour de moi pour ne pas être seule. Non au compromis de fond pour remplir un vide. Non à la dépendance affective. Non. Non. Non.

Et OUI au Maître en moi. Ici et maintenant. Je ressens dans ma poitrine une sensation exceptionnelle de reprise de pouvoir en raccrochant le téléphone. L'homme au bout du fil vient de m'offrir une superbe occasion de placer clairement dans ma matrice ma déclaration solennelle d'amour inconditionnel envers mon Être.

J'ai pris mon courage à deux mains pour l'appeler dans le but de nommer clairement mon intention de mettre toute mon énergie à créer l'idéal, et rien de moins. L'acteur dans cette scène importe peu, bien que je le remercie de m'avoir donné brièvement la réplique pour me permettre de voir aussi clairement comment j'ai le pouvoir d'inverser le courant. Ou plutôt comment je peux me laisser couler avec le courant au lieu de ramer à contresens et de m'épuiser avant d'atteindre mon but.

Et un *statement*, ça se fait à voix haute. Alors je le crie à tue-tête dans ma maison :

— Peu importe le temps que ça prendra pour créer l'idéal amoureux, je ne ferai plus aucune concession ! Même si je dois revenir dans une autre vie pour le vivre (je sais bien que ce ne sera pas le cas, c'est ma dernière vie… je me raconte toutes ces histoires seulement pour me donner un peu de latitude). Je n'accepterai plus de relations douloureuses ! Tant pis si je reste toute seule pour le reste de mes jours (je ne le crois pas non plus) ! Je ne sais pas si les guides divaguent quand ils affirment que je vivrai mon idéal amoureux en 2011, on est quand même à la mi-septembre, mais je n'ai plus aucune attente.

Et on connaît l'adage : Pas d'attente, pas de déception !

*
**

318 C'est quoi l'amour?

Ce matin, je me suis entendue dire à Anne-Marie:
— Je suis pleine, pleine de Moi.
Une petite phrase qui en dit long. Je rayonne et j'irradie cette plénitude à temps plein partout où je me trouve, peu importe le contexte. Le plus réjouissant, c'est que tout le monde le remarque. *Bliss*, comme disent les Anglais. Quel joli mot à la vibration révélatrice. Le simple fait de le prononcer, de se le mettre en bouche, installe déjà un peu de cette grâce dans chacune de nos cellules. Et je n'ai même pas d'amoureux! Voilà le plus simplement du monde ce que veut dire «tomber en Amour avec Soi».
— Alors c'est en fin de semaine que tu vas rencontrer l'homme de ta vie! m'a lancé mon amie sur un ton moqueur et avec son air espiègle qui la caractérise si bien.
Je t'aime, Anne-Marie!

CHAPITRE 41

Check!

J'ai mille amours. Mille et un, en fait. Et ce un, c'est Stéphane, l'homme qui est endormi dans mon lit.

Les guides m'avaient prévenue l'été dernier :
∞ *Vous pouvez retarder le Grand Plan, chère Âme, mais vous ne pouvez pas l'empêcher.* ∞
Nous sommes des milliards à porter ce fameux idéal amoureux. Sachez que quand on chérit nos idéaux, ils se réalisent. Toujours. Voilà, pour moi, la seule vérité avec un grand V.

Idéal amoureux ☑

Novembre 2011 sera désormais le mois de ma renaissance. Les douleurs de l'enfantement sont terminées. *Exit* la Sous-France, bienvenue la Sur-France ! Tout est accompli. Maintenant, tout reste à faire...

ÉPILOGUE

J'ai retrouvé ce matin, dans ma chambre à la campagne, ma commande claire adressée à l'Univers à l'été 2011, en pleine tourmente émotionnelle. Je l'avais griffonnée sur une page de mon cahier d'écriture automatique, puis oubliée sous une pile de livres sur ma table de chevet. Je viens de la relire à mon chum avec un sourire de gamine satisfaite dans la voix. Ça peut paraître enfantin comme démarche, mais il n'en est rien quand on a intégré les mécanismes de la loi de l'attraction. Ne jamais sous-estimer la puissance d'une intention pure qu'on jette sur papier, surtout quand elle jaillit du cœur.

— J'ai reçu tout ce que j'avais demandé. Tout. À la virgule près, mon amour. Avec des bonus en plus !

Là, c'est mon amoureux qui rit.

Pour la première fois, j'expérimente mon idéal amoureux. Celui que je porte depuis mille vies. Et nous formons, Stéphane et moi, le Couple solaire que j'avais imaginé dans mes rêves les plus fous. Je l'ai constaté un vendredi soir en faisant une activité des plus banales. On entrait dans un magasin à grande surface pour acheter une poubelle (!) quand j'ai compris tout à coup ce que veut dire l'expression «Couple solaire», ce «tout plus grand que la somme de ses parties».

L'entité bien vivante, vibrante, que nous formons m'est apparue soudainement, là, partout autour de nos corps physiques. Je la voyais. Pas avec mes yeux physiques, je n'ai rien d'une clairvoyante, mais avec mon ressenti. Tout mon corps, toutes mes fibres, toutes mes cellules la percevaient. Je ressentais ce tout bien plus vaste que nous franchir les portes du commerce tel un gros soleil ambulant à deux têtes qui rayonne au centuple quand nos cœurs s'unissent, peu importe l'endroit. Cette vibration plus grande que moi, plus grande que lui aussi, cette boule d'énergie qui dépasse nos deux fréquences combinées devient par le fait même un troisième élément. Je ne peux l'exprimer autrement. Je l'avais déjà perçue chez d'autres couples, que j'enviais d'ailleurs, sans toutefois en connaître les subtilités ou pouvoir la nommer. Là, je la vivais. La connaissance venait de passer à un autre niveau, celui de l'expérience.

Je ne dis pas cela pour me vanter, mais pour me reconnaître dans cette nouvelle forme relationnelle. Et pour permettre à ceux qui, comme moi, portent cet idéal comme on porte un flambeau dans le noir de le reconnaître eux aussi le moment venu. On s'accroche à ce rêve, on l'entretient, on le nourrit, parce qu'il représente notre unique source lumineuse pour survivre à l'obscurité. J'ai porté ce flambeau dans la nuit contre vents et marées sans jamais l'abandonner, malgré les nombreux doutes, malgré les multiples «crises de foi». Et il m'a guidée vers le Soleil.

Pour cela, il fallait d'abord que je nourrisse la lumière qui m'habite. Et quand mon prisme intérieur – celui qui est logé au creux de mon cœur solaire – a été rempli, j'ai pu attirer un équivalent. Parce que, je le répète, on s'attire ce qu'on porte. Je ne pouvais attirer la plénitude extérieure que lorsque j'aurais ressenti cette même plénitude à l'intérieur. C'est une loi incontournable de l'Univers.

Je dis souvent que, s'il existait une recette pour guérir les blessures émotionnelles liées à nos thèmes karmiques inscrits au fil de nos multiples vies, je la connaîtrais. Je l'aurais publiée à des millions d'exemplaires, je serais passée à *Oprah* et les gens paieraient très cher pour m'entendre dans les stades du monde entier!

Cette recette magique n'existe pas. La guérison, qu'elle soit émotionnelle ou physique, est un état de conscience. Et le chemin pour l'atteindre est parsemé de petits et de gros cailloux. La souffrance ne représente qu'un indicateur supplémentaire qu'on n'a pas prêté attention à ces envahisseurs, qu'on les a endurés trop longtemps et qu'il est temps de faire le gros nettoyage de nos souliers. Notre résistance à nous arrêter avant que la blessure ne soit trop grosse devient l'unique responsable de nos souffrances. Je ne dis pas que tout le monde doit nécessairement faire un *reset* de plusieurs mois comme je l'ai fait, mais on a tous besoin de créer des espaces de vide dans notre horaire pour réapprendre à se ressentir soi-même. Ainsi, on permet aussi à l'Univers de créer avec nous nos idéaux, quels qu'ils soient. Parce que le vide crée. C'est l'inspiration nécessaire à toute expiration qui nous pousse dans l'action.

Je me suis longtemps vantée d'être rebelle, de ne pas être un mouton qui se laisse dicter quoi faire et quoi penser. J'admets par contre que cette rébellion m'a en partie entraînée dans un parcours de grandes douleurs. Ultimement, je résistais au bonheur. Les hommes et femmes acteurs de mon terrain de jeu karmique ont été mes meilleurs maîtres enseignants. Je sais, par exemple, que Philippe n'était peut-être qu'un pion sur mon échiquier, et moi sur le sien. Mais il a été cette pièce déterminante qui a traversé le jeu tête baissée, avec force et courage, pour me ramener en touchant la dernière case... Ma reine ! Celle que j'avais perdue au début de la partie par ignorance, mais surtout par entêtement. Grâce à lui et aux autres hommes qui ont suivi dans cette période de guérison accélérée, j'ai retrouvé la femme en moi. Par le fait même, je me suis réapproprié mon principe féminin, cette fragile princesse que j'avais cavalièrement confinée à la tour de mon château pour la protéger de souffrances potentielles. En libérant ce féminin sacré, j'ai cessé de me faire violence et de pousser malgré moi une autre femme dans les bras de l'homme que j'aime.

Du même coup, j'ai développé plusieurs dons psychiques pour les mettre à mon service, notamment l'écriture automatique, les rêves prémonitoires, les voyages astraux, l'intuition, les perceptions, les sensations et la parole inspirée. Mon ego, ce personnage plus grand que nature à la source de toutes mes résistances, a perdu des forces au fil de ces nombreuses peines d'amour et de trahison, ce qui m'a graduellement ramenée à l'Essence de mon Être.

En prime, je suis devenue un maître. Un petit maître, on s'entend. Pas comme le grand Maître Jésus, mais un maître quand même. Et cela notamment en me sortant de la compétition et de la comparaison, du jugement et de la critique. J'ai compris qu'on ne bascule pas en quatrième dimension d'un seul coup. Cette Nouvelle Conscience, on y pose un pied en retournant un sablier. Puis on y accède totalement quand les derniers grains de sable tombent, à la fin de la transition.

Pour moi, cette ascension aura duré un an et demi. Dix-huit mois à faire des bonds de géant en avant, puis quelques pas en arrière, avant d'amorcer le dernier grand saut quantique, celui qui m'a permis de réintégrer toutes les parties de mon Être à l'automne 2011. L'état de grâce que j'expérimente, la sérénité que j'ai acquise, la joie qui m'habite en permanence ou presque sont des signes indéniables de cette maîtrise. J'ai enfin atteint ce premier niveau tant attendu, celui qui nous ancre les deux pieds dans notre cœur solaire. Et pour ceux qui, tout comme moi, croyaient que l'ascension doit ressembler aux images bibliques du Christ qui s'élève vers le ciel après sa résurrection... Eh bien, c'est beaucoup plus simple que ça. On n'a pas besoin de se mettre à léviter sur le mont Sinaï pour ascensionner! On n'a qu'à monter d'un chakra, en passant de notre plexus en souffrance à notre cœur solaire rayonnant. Et quand on vit à partir de cet espace énergétique lié directement à la Source, toute notre expérience se transforme. On transmute. Et il n'est alors plus possible de revenir en arrière. Je comprends enfin la portée de l'expression toute simple «Voir la vie avec les yeux du cœur».

Bien sûr qu'il me reste des défis à affronter, une tonne même. L'évolution n'a pas de fin. Mais je me sens en récréation de karma. Alléluia! Attention. Ici, récréation n'égale pas fainéantise.

Récréation égale re-création. Le temps est donc venu de créer, à l'intérieur de mon mandat de vie d'enseignante éclaireure dans la joie, et cela, à partir de mes talents d'animatrice et de communicatrice. En fait, la création joyeuse en mettant nos dons au service de la communauté est ce que tout être humain vient expérimenter sur ce plan de la matière. Voilà pourquoi j'ai écrit dans le dernier chapitre : « Tout est accompli. Maintenant, tout reste à faire. » Il reste à inventer la suite des choses dans le plaisir, comme des enfants qui, au son de la cloche, s'élancent dans la cour de récréation pour jouer. J'ai peut-être terminé ma classe terrestre, mais je ne vais pas me reposer à temps plein pour autant... Je vais m'amuser !

Maintenant, combien de temps doit durer un idéal amoureux ? Une vie, un an, une journée ? À partir d'ici, le temps n'a plus d'importance. J'aime Stéphane profondément, mais lui et moi savons qu'il n'y a pas qu'une seule personne avec qui on peut créer ce duo idéal. Le libre arbitre s'exerce toujours. Sauf que nous avons tous les deux semé l'intention de vivre une relation à long terme, alors il y a de fortes chances que notre union perdure pour concrétiser entièrement notre rêve commun. Tout ce qui compte pour l'instant, c'est la sensation de célébration qui m'habite à chaque instant que je passe avec lui. Une fête perpétuelle. Et c'est à ça que doit ressembler toute union avec un partenaire amoureux en quatrième dimension.

J'ai reconnu la vibration de Stéphane dès la première ligne du courriel qu'il m'a envoyé à l'automne 2011. J'avais fait une commande claire à l'Univers, et Stéphane a commencé son message Facebook en m'affirmant que, selon ma propre définition du terme, il était un maître! Mon cœur s'est mis à vibrer instantanément et n'a pas cessé de le faire depuis.

Je ne vous étonnerai sans doute pas en vous confiant en plus qu'on s'est rencontrés à la suite d'un événement public, exactement comme je l'avais pressenti en sortant du film *Au-delà*! Il avait vu la publicité annonçant une de mes conférences dans *Le Journal de Montréal* (merci, Jean Baril!) et s'y est présenté le 3 octobre 2011, deux jours après que je me suis entendue dire à Anne-Marie que j'étais pleine, que j'avais retrouvé mon état de grâce et que j'étais tombée en amour avec moi! Quarante-huit heures. Ça, c'est de la manifestation de quatrième dimension à l'état pur!

Une autre belle synchronicité qui me prouve qu'on doit toujours se fier à nos ressentis, qui sont en fait le prolongement de notre canal, de la connexion avec notre Soi supérieur. Détail intéressant à préciser: Stéphane est en effet une de mes nombreuses âmes sœurs de la grande famille des éclaireurs, mais il n'est pas une flamme jumelle. Ce qui déboulonne un autre mythe comme quoi on ne peut former un Couple solaire qu'avec une flamme jumelle. On peut même vivre cet idéal avec une flamme compagne, c'est-à-dire un partenaire qui ne provient pas du tout de notre famille d'Âmes. C'est le cas pour Anne-Marie et Thomas, par exemple, et pour plusieurs autres. D'où l'importance de ne pas s'accrocher aux étiquettes.

Une chose est sûre, c'est mon Matt Damon à moi. Et il est presque aussi *cute*! Il faut vraiment que j'écrive à Clint Eastwood pour lui raconter ça…

Et en concrétisant mon idéal, je fais un pas essentiel de plus sur le chemin de mon retour vers la Source.

Vers Dieu.

ANNEXE

Le Couple solaire dans le Nouveau Monde

Cette section contient à titre informatif les textes originaux canalisés par Anne-Marie en 2009 à partir de mes questions sur la notion de Couple solaire.

« Comment définir le concept d'amour en couple dans un Nouveau Monde ? En quoi est-il différent de l'amour en couple dans l'ancien monde ? J'aimerais recevoir un enseignement sur la relation de couple qu'on cherche à redéfinir. »

∞ *Salutations, chère Âme. Pour ce partage, nous allons faire appel aux Maîtres de lumière ayant déjà expérimenté le plan terrestre et œuvrant maintenant dans les sphères de la Vie exemptes du véhicule corporel. Leur expérience de ce monde nous permettra d'exprimer ce à quoi ressemblera un couple dans les temps à venir. Cela est déjà commencé et exprimé par plusieurs cellules humaines, mais nous pourrions vous transmettre qu'il en sera ainsi pour la majorité lorsque la conscience collective évoluera plus spécifiquement dans ce Nouveau Monde.*

Nous allons débuter en offrant un éclairage sur la fonction principale de la relation de couple, qui fut dans l'ancien monde le moteur alimentant l'Être. Tout est une question d'éveil et de reconnaissance de l'Essence que vous portez et qui demande à s'exprimer ici, dans le plan de la réalité terrestre. Or, l'union de deux individualités dans l'intimité au quotidien permettait certes de propager la vie sur Terre par la reproduction. Cela étant dans la nature même de la création (et de la procréation) en chacun des plans de vie.

Dans l'ancien monde, ce monde qui est maintenant en déclin et cherche à laisser la place au Nouveau, la relation d'intimité entre deux individualités avait aussi comme mandat d'offrir à l'autre un miroir, un regard extérieur qui vient en quelque sorte ébranler la coquille de la personnalité humaine pour permettre que l'Être puisse porter son regard vers l'intérieur pour y découvrir son propre univers, son Essence primordiale, son Je Suis, cette reconnaissance de l'Être devant passer par le regard de la multitude qui, en réalité, est une seule et même Âme dans sa globalité. Toutefois, dans l'union avec une âme compagne dans la quotidienneté, le travail s'effectue avec beaucoup plus de rigueur et de manière intensive, soutenue. Cette friction de chaque instant ayant pour finalité l'éclosion de la coquille pour briser l'enveloppe de la personnalité humaine.

Vous constaterez ainsi l'écart entre la finalité réelle du couple et le rêve illusoire humain qui cherchait dans le partage avec un partenaire de vie la fin de la souffrance, le début de la félicité, l'apaisement. Vous rêviez du retour en la demeure de votre Être, qui est paix, sérénité, Amour inconditionnel, par l'en-

tremise de l'union de couple. Mais la réalité était tout autre, n'est-ce pas? C'était une réalité plus souvent colorée par la tristesse, l'incompréhension, la douleur, la séparation. L'humain recherchait en la relation de couple ce qui est en réalité déposé en son cœur, comme une perle précieuse recouverte de plusieurs couches de rocaille, pourrions-nous imager.

La friction engendrée par l'union entre deux individus et les souffrances en résultant indiquaient certes que le chemin emprunté n'était pas celui de l'appel de l'Âme. La quête perpétuelle de cette complétude par l'union du couple dans l'ancien monde était en réalité une poussée de l'Être en quête de la reconnaissance de sa propre nature divine, le partenaire de vie ayant pour mandat d'éveiller les blessures pour que celles-ci soient accueillies, guéries et dissoutes. Un long pèlerinage, nous en convenons, jonché d'embûches et de désillusions. Un chemin de croix maintes fois vécu dans des souffrances parfois insoutenables, mais venant créer les ouvertures nécessaires à la naissance et à la reconnaissance de l'Être.

Maintenant, comme il vous a été mentionné dans un précédent message, la première étape pour atteindre ce Nouveau Monde passe néanmoins par l'expérimentation de la relation de couple, puisque celle-ci permet à la création de s'actualiser dans tous les plans de vie. Le chemin du couple peut permettre d'expérimenter la magnificence de la création en cette Terre, dans la troisième corde. Ce chemin qui existe lorsque la conscience éveillée est prête à manifester Tout ce qu'elle Est.

Dans le Nouveau Monde, les temps de friction sont terminés. L'Âme humaine est maintenant arrivée à investir un autre mode, qui est celui de la mise en place des états de création qui seront en harmonie avec

*les valeurs fondamentales de la Vie dans les plans de
lumière. Et quelles sont ces valeurs? Celles-là mêmes
qui sont en gestation dans le cœur de chaque Être et
qui demandent actualisation, ici, maintenant. Chaque
individualité sait, en son for intérieur, quelles sont ces
valeurs, puisqu'elles sont un héritage offert par la
Source et qu'elles sont logées, encodées, dans son cœur.*

*Le couple, dans le Nouveau Monde, se reconnaît
par la pulsion fondamentale de création. Les individualités qui évoluent dans un partenariat de Couple
solaire reçoivent une forte décharge énergétique qui
les propulsera inévitablement dans leur mandat d'incarnation. Cette propulsion sera perceptible par l'état
d'éveil qui s'accentue et qui libère les derniers ves-
tiges mémoriels de douleur, de blessures, d'incompréhension, de détresse, de peur. L'accélération est
d'une telle amplitude que tous les vieux schémas vont
éclater et faire place aux valeurs fondamentales de
l'Être – lumière, paix, Amour, union de chacun des
frères et sœurs de cette humanité – et aux différents
plans de la conscience Une. Le Couple solaire devient
une cellule unie œuvrant pour la réalisation de la
manifestation de la «seconde venue du Christ», c'est-
à-dire de l'énergie christique contenue en chaque cellule humaine. Chaque fois que deux cellules humaines
s'unissent pour produire un Couple solaire, il y a forte
intensification vibratoire sur votre plan de la matière,
comme une nouvelle lampe qui s'allume dans un ciel
sombre. Le couple, dans le Nouveau Monde, se reconnaît par la sérénité qui enveloppe sa demeure telle une
aura bienveillante.*

*Maintenant, comment peut se vivre ce partena-
riat? Sachez, chère Âme, qu'il peut revêtir plusieurs
peaux. Vous rencontrerez certains de ces couples
dans une union presque symbiotique, une structure*

qui rejoint celle de l'ancien monde. Par exemple, vous aurez la cellule familiale conventionnelle à l'intérieur de laquelle pourront naître les Maîtres de demain, les Âmes du diamant, les Êtres de cristal, les frères et sœurs des étoiles mandatés pour venir en incarnation porter la semence des plans des cinquième et septième dimensions.

Il y a et il y aura aussi plusieurs couples solaires qui choisiront de collaborer dans une structure nouvelle. Ils pourront créer et explorer ce monde dans une complémentarité et travailler ensemble à une œuvre, sans pour autant exprimer le couple dans la quotidienneté et la constance, en termes de temporalité terrestre. Ainsi, union il y aura dans les plans de lumière et de collaboration sur Terre, n'étant point actualisée toutefois dans ce que vous reconnaissez présentement comme étant une définition juste de ce qu'est un couple. Vous nous saisissez ?

La friction n'étant point la mesure de reconnaissance de l'Être dans sa définition du couple, les paramètres sont à se transformer et à se réinventer. Le couple n'étant plus reconnu par la notion de manque ou de médication nécessaire à la guérison d'une partie de l'individualité en souffrance, il devient le choix conscient de celui qui accepte de se propulser plus intensément dans son propre chemin de réalisation.

Bien entendu, la finalité de ce parcours est une union avec chacun de vos frères et sœurs de cette humanité, et non point une union avec une seule cellule incarnée. Arrivera un temps où vous n'aurez plus à poser une étiquette sur la manifestation relationnelle que vous entretiendrez avec tous ceux et celles qui croiseront votre chemin. Il n'y aura plus de père, de mère, de frère, de sœur, d'enfant, de conjoint, d'ami. Il y aura une vaste communauté de flammes de Vie

unies dans une collaboration de création consciente,
vibrante, parfaite. Pour que cette idée fondamentale puisse faire son entrée sur le plan de la troisième dimension, il faut d'abord parvenir à expérimenter l'union du couple dans une collaboration sans
douleur ni attache. Un défi humain fort intéressant,
n'est-il pas? ∞

« Que signifie l'expression "Couple solaire"?
Et pourquoi certains couples du Nouveau Monde
peuvent-ils vivre la relation en symbiose alors que
d'autres le feront sous d'autres formes? »

∞ Chère Âme, lorsque nous vous entretenons de
l'association d'Âmes, nous parlons de collaboration
entre certaines flammes de Vie qui choisissent de parcourir le plan terrestre ensemble. Nous essayons par
différentes images d'amener certaines idées, certains
concepts, à votre conscience. Pour cela, il faut bien utiliser des termes qui sauront rejoindre l'imaginaire collectif et créer ainsi une charge énergétique amenant
des sensations. Nous utilisons des termes qui peuvent
avoir un certain impact et provoquer une impression
dans l'intellect, certes, mais principalement une reconnaissance qui pourra se ressentir par l'intuition, par
la sensation de Vérité, comme une semence déposée
dans le cœur de l'Être.

Il faut aussi reconnaître impérativement que les
mots ont une vibration. Les sons et l'alignement des
symboles linguistiques viennent provoquer certains
éveils simplement parce qu'ils génèrent de l'énergie.
C'est pourquoi nous vous disons souvent que la parole
est assez puissante pour amener sur cette Terre soit
de la souffrance, si elle est utilisée à cet effet, soit de la
guérison, de la compassion, de l'accompagnement, du

soulagement. Les mots, les sonorités, les expressions, les modulations de l'organe de la parole sont tous des outils puissants que possèdent les Êtres de cette dimension dans laquelle vous explorez la création.

Les pensées, les mots, la parole, le verbe aussi sont un relais qui permet à différents plans de la Vie multiple d'entrer en communication les uns avec les autres. Ce chemin des mots en est un que nous sommes capables d'utiliser pour pouvoir entrer en résonance avec vous, chère Âme, et avec toute la collectivité humaine. Cela étant un moyen parmi plusieurs autres, bien sûr. Toutefois, comme l'humain en ces temps présents porte son attention et sa reconnaissance principalement par l'outil de l'intellect, force est de constater qu'il nous faut utiliser ce chemin plus souvent. Il en a déjà été autrement, et il y aura retour dans les temps à venir à des moyens de communication qui sont actuellement voilés et qui sauront retrouver le chemin de la conscience le moment venu.

Voilà qui met la table à votre questionnement, chère Âme. Vous aimeriez comprendre ce que nous souhaitons implanter en vous lorsque nous utilisons l'expression «Couple solaire», n'est-ce pas? Cette image que nous avons amenée à votre conscience n'est point un hasard. Elle a été choisie soigneusement, puisqu'elle porte une vibration puissante qui peut être reconnue par plusieurs communautés de votre collectivité humaine. Le Soleil étant source principale de toute vie sur cette Terre, son énergie bienveillante, nourrissante, pénètre dans chaque individualité pour venir éveiller son propre soleil intérieur. Car chaque individualité possède un soleil en son centre, et ainsi en est-il de la Terre mère et de chacune des cellules de Vie dans toute la création, dans tous les plans, dans toutes les dimensions.

Lorsque nous amenons à l'intellect l'expression
« Couple solaire », il en déduira naturellement qu'il y
a ici union de deux personnalités humaines liées par
cet aspect de l'Être qui est beaucoup plus vaste que ce
qui est perceptible par les sens physiques. Cette image
imprègne l'inconscient en lui proposant la possibilité d'une union qui met en scène la collaboration de
deux soleils liés en Essence, permettant l'émergence
d'une troisième entité, celle-là même que nous nommons Couple solaire. Vous nous saisissez ?

Pour qu'il y ait naissance d'un tel couple dans le plan
de la troisième corde, les deux individualités doivent
d'abord vouloir manifester le couple à partir d'un état de
conscience élevé. Voilà encore ici un terme qui pourrait
certes venir créer une confusion, puisque dans l'ordre de
la création, aucune manifestation n'est de haut ou de bas
niveau. Imaginez plutôt un vaste réservoir énergétique
qui offre différentes fréquences vibratoires, certaines
générant des lumières telle la flamme d'une chandelle,
et d'autres pouvant atteindre la fréquence d'un soleil et
plus encore. La flamme de la bougie possède en essence
les mêmes propriétés qu'un soleil mais a choisi une
manifestation à l'échelle microscopique.

Le couple qui choisit une expérience dans le spectre
émotionnel qui engendre différentes sensations, allant
de la douleur à l'extase, orientera ses actions à partir
de la perspective de la personnalité. Celui-ci aura son
attention dirigée vers des situations souvent conflic-
tuelles pour permettre une expérimentation de toute
cette gamme d'émotions et de sensations offertes dans
la matérialité.

Le Couple solaire choisira une expérience dans
le spectre du corps de lumière, de la perspective en
l'essence de l'Âme maîtresse. Il est alors dépouillé du
corps de souffrance, ayant en grande partie guéri les

blessures mémorielles, ayant traversé le couloir illu-
soire des croyances, ayant reconnu la flamme inté-
rieure qui nourrit toute Vie.

Maintenant, pour ce qui est du deuxième aspect
de votre questionnement, chère Âme, vous souhaitez
comprendre pourquoi certains couples du Nouveau
Monde choisissent d'expérimenter leur relation sous
une forme symbiotique alors que d'autres empruntent
des chemins différents? Nous pourrions simple-
ment revenir à la notion de libre arbitre, chacun pou-
vant choisir la forme qui convient à l'appel de l'Âme.
Toutefois, allons un peu plus loin. Le Couple solaire
est un couple qui vibre à un niveau où la Conscience
de chacun est unifiée avec l'Âme maîtresse. Le corps
de souffrance n'étant plus le maître du jeu, pour
faire image, il n'a plus d'influence sur l'expression
de l'Amour. Il ne dirige plus l'expérience. Il est unifié
avec chacun des aspects de son Être. Alors ce qui va
maintenant guider et motiver la forme que prendra
la relation sera les idéaux de chacun. Idéaux qui vont
bien entendu varier d'un couple à l'autre, la Vie étant
une multitude d'expériences, un vaste champ de créa-
tion ayant une infinité d'expressions.

Le Couple solaire qui porte l'idéal de la famille
nucléaire souhaitera créer un nid à l'intérieur duquel
il accueillera les enfants de demain. Un autre pourra
choisir d'exprimer l'idéal de l'Amour inconditionnel
par des actions humanitaires complémentaires qui
demandent séparation dans la matière pour pouvoir
accomplir le mandat choisi. Toutefois, union en
Essence et partenariat en Conscience il y aura. Nous
pourrions vous amener un exemple en l'union du
couple cosmique que vous avez certes reconnu dans la
forme Jésus et Marie-Madeleine. Ces deux vibrations
ayant œuvré à implanter en cette Terre une idéologie

qui éveille l'énergie christique en chacun, dans les aspects masculin et féminin. Malheureusement, l'histoire s'est concentrée sur l'aspect masculin en mettant au jour principalement l'expérience du Maître Jésus. Toutefois, plusieurs individualités ont compris intuitivement que le rôle de Marie-Madeleine était tout aussi important puisqu'il amenait un équilibre dans la compréhension de ce qu'est un Être évoluant dans la matérialité, dans un véhicule corporel. Mais nous nous éloignons du présent propos.

Pour en revenir à la notion de Couple solaire, il n'y a qu'à pénétrer dans la lumière de votre Être et à accueillir l'idée principale, qui est de capter l'Essence par laquelle un tel couple peut exister. Cette Essence qui est libérée des chaînes de la personnalité, de l'ego, libérée des peurs, libérée des croyances, libérée de la sensation de séparation. Le Couple existe en tout temps, en toute chose, en tout lieu. Qu'il soit dans une union symbiotique dans la majorité de ses expériences sur cette Terre ou qu'il préfère évoluer et grandir au fil d'une expérience qui demande de longs moments en solitaire n'affectera en rien la qualité relationnelle, et encore moins l'engagement qui fut inscrit dans un lieu où le changement n'a pas de prise, puisque ce lieu est le temple sacré de l'Être, qui est immuable et impérissable.

Voyez, chère Âme, comment la déclinaison relationnelle entre les individualités qui expérimentent le couple est multiple. La définition de la famille telle qu'elle est générée dans l'ancien monde tend à éclore et à permettre un plus vaste champ exploratoire. La forme que prend une idée est périssable, mais l'idée en soi est impérissable. Attardez-vous à l'Idée et inventez de nouvelles formes. ∞

«Est-ce que le Couple solaire est l'équivalent du Duo cosmique dont parle le Maître Saint-Germain? Sinon, quelle est la différence entre Couple solaire et Couple cosmique?»

∞ *Nous constatons que vous avez, pour employer l'une de vos expressions, de la suite dans les idées! Cela nous permet de développer à votre contact certains concepts et ainsi d'amener un nouvel éclairage. Il y a certes quelques précisions à vous donner dans les termes que nous utilisons lorsque nous venons vers vous par le véhicule des mots. Alors précisons...*

Le Couple solaire est un des multiples rayons d'expression du Duo cosmique lorsqu'il est en activité sur le plan de la matière. Cela est en quelque sorte une de ses facettes œuvrant en une Conscience éveillée qui sait se reconnaître en son Essence. Plusieurs Couples solaires peuvent provenir d'un même Duo cosmique, de même que plusieurs couples qui expérimentent la troisième corde à différents niveaux de conscience et plusieurs individualités qui, elles, choisissent d'œuvrer dans une expression en dehors de la relation de couple.

Le Duo cosmique évolue dans la cinquième dimension, puisqu'il est en réalité l'union de deux Âmes maîtresses ayant choisi de collaborer à l'implantation de leur Essence en la matière pour expérimenter l'Amour sous plusieurs angles.

Le Duo cosmique, pourrions-nous transmettre, est le Père et la Mère célestes de certaines formes de Vie unies dans une même orientation de création utilisant les propriétés féminines et masculines pour porter une semence sur cette Terre et ailleurs dans d'autres réalités de la troisième dimension. Le Duo cosmique aura alors plusieurs cellules actives dans ce voyage de la descente vers la matière.

Nous prenons soin d'implanter certains termes qui peuvent semer une confusion quand vient le temps de chercher à comprendre avec seulement un aspect de l'individualité, soit l'intellect. Les termes ont pour mandat d'amener une impression qui se situe bien au-delà du véhicule de la pensée humaine puisqu'il y a certes une direction qui devra être prise par tous les Êtres de la troisième dimension dans les temps à venir, et cette direction n'a point de repère dans la forme de communication que vous employez. Alors les termes qui amènent une forme pensée, un concept qui vient parfois brouiller, pour ainsi dire, la compréhension de la personnalité dans sa manière sécuritaire de recevoir de l'information sont en réalité souhaitables. Il faut pénétrer dans une zone d'inconfort, de confusion pour permettre de faire taire ce mental qui, dans la majorité des cas, est plutôt bruyant, n'est-il pas ?

Faire taire ce mental permet de développer chez l'individualité d'autres ressources, d'autres compétences, des canaux de communication qui sont pour le moment obstrués, sclérosés, ayant été trop longtemps dans une immobilité et une non-reconnaissance chez les Êtres. Il faut alors réveiller ces canaux pour qu'ils puissent se remettre en marche. Vous comprenez ?

Alors les termes Duo cosmique, Âme maîtresse, Âme sœur, Âme compagne, Flammes jumelles, Couple solaire et bien d'autres, nous vous en informons avec une pointe d'humour, vont créer dans l'intellect, dans la personnalité de l'Être, une vaste danse et certaines confusions, ce qui pourra alors creuser un passage vers cet état intérieur qui, lui, connaît déjà. Il sait. Point besoin ici d'étiquettes, d'expressions, de termes particuliers.

Ce lieu sacré logé dans le cœur de l'homme est à s'éveiller principalement en ces temps présents sur *votre planète bien aimée. Ce lieu qui peut être visité par chacun ne peut l'être par le moyen de la pensée, puisqu'il n'est point logé dans ce que vous appelez le cerveau. Il n'est point même dans le véhicule corporel. Or, notre principale activité dans cette collaboration avec vous, nous pouvons le transmettre ici, est de vous amener peu à peu à retrouver ce chemin et à parvenir au cœur de votre Être, chers enfants bien aimés de la Terre.*

Ce que nous souhaitons vous soumettre dans ce présent message est de célébrer la confusion. Célébrez les états transitoires où tout vous semble avoir perdu le sens. Permettez-vous d'être, comment dire, déboussolés. Ainsi vous pourrez savoir avec certitude que vous êtes sur le chemin du retour vers votre Demeure céleste. ∞

« D'accord, vous avez semé la confusion voulue ! Maintenant, pour les besoins de ma compréhension humaine, j'aimerais une explication plus claire... »

∞ *Chère Âme, n'hésitez point à nous inviter à plus de clarté lorsqu'il y a doute et que vous cherchez compréhension dans la transmission. La confusion dont nous vous entretenons n'a certes pas pour objectif de jouer avec votre intellect, mais bien d'amener votre individualité à ouvrir un corridor de lumière qui vous mènera avec plus de vérité vers ce que vous cherchez depuis maintes vies, à travers maints personnages, dans maintes incarnations. Lorsque vous vous déployez sur le plan terrestre, le véhicule que vous utilisez vient créer un voile sur votre véritable nature. Le voile de l'oubli. Ainsi, la densité que vous exprimez lorsque vous incorporez un véhicule de matière, votre corps physique, vous amène sur un chemin de séparation et de peur. Cette peur qui est logée bien profondément dans votre Être fait en sorte que vous allez souvent à la recherche d'un morceau dont vous avez l'impression de manquer. Ce manque est un moteur puissant vous conduisant de plus en plus vers cette illusion de séparation.*

Certes, Duo spirituel, tel que le nomme le Maître Saint-Germain, et Couple solaire sont un seul et même concept. Certaines cellules de cette humanité vont vibrer et reconnaître ce que nous cherchons à insuffler dans votre champ de compréhension à travers la vibration « Duo spirituel », et d'autres cellules de cette même humanité vont certes ouvrir et pénétrer la vibration « Couple solaire » plus spécifiquement. Ainsi, un vaste réservoir d'énergie sera déployé dans la Conscience collective, puisque toutes les fois où une individualité s'éveille à la naissance de ce Nouveau Monde dont il s'agit ici, l'énergie qui était en quelque sorte comprimée et inerte se met en mouvement et servira le Tout.

Il n'est pas toujours aisé d'amener les individualités à reconnaître que dans la vérité de l'Âme Une il n'existe point de séparation. Les personnalités préfèrent l'illusion qui offre l'idée selon laquelle il existe sur cette Terre une Âme sœur, un Être spécifique qui doit représenter en quelque sorte la complémentarité, le partenaire privilégié, unique et réservé à un autre Être en particulier. Ainsi, cette sensation de solitude semble disparaître et l'individualité se met en marche, part à la conquête de cette complémentarité. Un but est né. Une orientation. Une quête ! Toutefois, cette quête illusoire est source de blessures, de douleurs, de déceptions, de découragement. C'est une illusion ! Ce personnage fabuleux qui devrait exister quelque part dans l'attente de la rencontre inscrite dans les astres semble se dissimuler, devenir mirage. Lorsqu'une ren-

contre se produit, il peut y avoir croyance que vous y êtes, surtout s'il s'agit de ce que vous appelez un « coup de foudre ». Toutefois, l'expérience dans la réalité, dans la temporalité, est très souvent une bien amère déception, n'est-il pas ?

Chère Âme bien aimée de vos frères et sœurs des étoiles, nous vous invitons à pénétrer dans le royaume céleste. Depuis ce royaume, vous pourrez rencontrer la totalité de votre Être et ainsi vous élever et recevoir ce joyau que vous poursuivez en cette quête de l'Âme sœur, du partenaire cosmique. Car en vérité, il est à l'intérieur de vous. Et lorsqu'il y aura union, à l'intérieur du temple sacré de votre cœur, de chacun des aspects de l'Essence que vous êtes, vous pourrez, si vous le choisissez, exprimer dans la matière ce Couple solaire.

Couple solaire et Duo spirituel sont en fait une même manifestation dans la forme, dans la matière de la troisième dimension, de la réunification des aspects féminin et masculin que porte votre individualité en essence. La forme que prendra le partenaire dans la réalisation physique de l'expérience importe peu, puisque dans l'absolu toute la collectivité humaine est une seule et même Âme. Alors l'Âme de cette Terre saura amener dans le champ vibratoire de chaque cellule humaine l'expérience qui pourra représenter dans une justesse absolue la réalité dans laquelle se déploie la flamme de Vie en chaque corps. C'est pourquoi nous vous invitons à élever vos vibrations et à embrasser ce Nouveau Monde, puisque ce faisant vous participez à son avènement, vous y contribuez, vous l'incarnez. Vous pourrez alors devenir un exemple pour vos frères et sœurs humains en incarnant ce Couple solaire, si vous le choisissez encore. Car plusieurs individualités de votre plan de Vie qui parviennent à toucher, à goûter, à sentir, à ressentir, à intégrer et à entrer en parfaite communion avec ce que nous cherchons à vous transmettre par tous ces termes qui mènent au grand réservoir d'Amour, plusieurs individualités donc n'ont plus ce besoin de l'expérience dans la quotidienneté de l'incarnation dans la structure du couple.

Toutefois, si l'individualité porte cette sensation profonde qu'il lui faut manifester le Couple solaire dans cette présente incarnation, que c'est un idéal de son Âme dans le grand plan de la matrice, dans son mandat d'incarnation, alors il en sera ainsi. Cet idéal amoureux sera exploré et vécu dans chacune des étapes menant jusqu'à son plein déploiement, c'est-à-dire jusqu'à l'avènement d'une rencontre avec celui ou celle qui sera le compagnon idéal avec qui vivre dans la matière une histoire qui exprimera le Couple solaire, miroir du Duo cosmique, Essence de la cinquième dimension, là où se trouve l'Amour dans la conscience en création.

Nous ne souhaitons point être évasifs lorsque la personnalité d'une individualité cherche à comprendre le sens des mots. Toutefois, nous tentons par maints chemins de vous amener à quitter la forme pour vous imprégner de la substance primordiale et ainsi créer cette expérience du Couple solaire que vous recherchez avec tant de patience, de courage et de force.

Les chemins qui mènent à l'expérience de la souffrance ne sont plus nécessaires lorsque la Flamme de Vie qui vibre à l'intérieur d'un véhicule corporel choisit de se déployer selon de nouveaux schèmes. Elle met ainsi un terme à l'expérience sur cette route plus connue menant toujours aux mêmes résultats, aux douleurs se perpétuant, semble-t-il, à l'infini. Il faut une fois pour toutes cesser d'offrir à la personnalité *le volant de votre véhicule et permettre au Maître de votre temple d'incorporer chaque parcelle de la Vie en vous. Ainsi vous saurez porter en cette Terre de matière de nouvelles semences. Vous serez déjà dans le Nouveau Monde. Lorsque la conscience d'un Être voyage en présence de sa véritable nature, elle ne s'attarde plus à la forme que prendra son expérience. Elle s'attarde au souffle vivifiant qu'elle peut amener sur le plan de la matière et choisit son parcours. Ce n'est plus le parcours qui devient l'enseignant.*

Lorsque l'individualité se déploie dans un vaste terrain de création avec conscience, guidée par le cœur, dans une intention d'accueillir Tout ce qui Est sans jugement, sans attente, sans peur, elle est déjà dans le royaume des cieux, elle est une expression du Nouveau Monde. Cette individualité incarne ce que nous appelons la seconde venue du Christ, puisqu'elle est une manifestation consciente de cette énergie christique. Lorsque l'individualité offre un miroir de complétude de son Être à ses frères et sœurs de cette humanité, elle est avatar. Il y a eu de ces Êtres tout au long du parcours temporel de cette Terre mère. Il y en aura de plus en plus, puisque vous êtes dans la spirale ascendante du retour en votre corps de lumière. La descente dans la matière est terminée. Le mouvement s'est inversé. Ainsi, une poussée du bas vers le haut offre un élan formidable, une voie que peuvent emprunter tous ceux et celles dont l'Âme vibre et demande un retour en la Demeure céleste. La spirale ascendante peut vous propulser vers le haut si vous dirigez votre attention dans sa direction. C'est un libre choix pour chacun, et lorsque l'Âme a choisi d'entrer en cette spirale, elle ne peut plus faire marche arrière. Elle ne veut plus faire marche arrière. Elle sait que là se trouve la vérité de son Être. Les messages de tous les enseignants de lumière par tous les messagers de cette Terre invitent à pénétrer dans la Conscience à l'intérieur de ce mouvement d'élévation et de remontée vers la Source. C'est un mouvement de Vie. C'est cela, choisir la Vie Éternelle.

Les temps actuels sont propices à ce qu'un très grand nombre d'humains choisissent de revenir, pour ainsi dire, à la Source de leur Être. L'une des étapes primordiales à cette remontée est certes la reconnaissance que l'Amour véritable, Essence pure, ne se dissimule pas dans une forme de matière, dans un personnage en particulier, dans une relation particulière. Il est un état d'être. Il est Connaissance. Cette Connaissance qu'en toutes formes il n'existe point de séparation. Nous vous saluons. ∞

REMERCIEMENTS

M erci d'abord et avant tout à toutes ces femmes et à tous ces hommes qui ont permis ma guérison en accéléré. Ils ont contribué de façon spectaculaire à l'éclosion du maître en moi.

Merci à Monique H., mon éditrice adorée. Ton amour, combiné à ta vaste expérience de la Vie, m'a soutenue tout au long de ce long trajet depuis *On ne meurt pas*. Que de chemin parcouru… Et ce n'est que le début !

Merci à Johanne et Jean, du Groupe Librex, pour votre confiance et votre appui indéfectible.

Merci à Stéphane, mon amoureux, qui me permet enfin de vivre ce Couple solaire dans la joie, la légèreté et l'Amour inconditionnel. Merci d'exister. Tu me prouves tous les jours que l'Idéal sur Terre n'a rien d'une utopie.

Merci à mes enfants d'incarner ce Nouveau Monde. C'est vous et vos amis du cristal et du diamant qui allez le construire. Nous n'avons fait que le défricher. Quelle belle et grande création en vue!

Enfin, un merci tout particulier à ma Flamme jumelle Anne-Marie. Merci, Maître Myriam Marie, d'être venue en renfort dans cette vie pour m'accompagner vers ma propre maîtrise et qu'ensemble on puisse créer ce livre si guérisseur.

TABLE DES MATIÈRES

Pour me joindre

www.francegauthier.ca

Il est inutile de me contacter pour obtenir un rendez-vous avec Anne-Marie, elle ne fait pas de consultations privées ni de rencontres en groupe. Merci.

Suivez les Éditions Publistar sur le Web :
www.edpublistar.com

Cet ouvrage a été composé en Lino Letter 11/14
et achevé d'imprimer en août 2012 sur les presses de
Marquis imprimeur, Québec, Canada.

certifié procédé   100% post-   archives   énergie
          sans chlore consommation permanentes   biogaz

Imprimé sur du papier 100% postconsommation,
traité sans chlore, accrédité Éco-Logo et fait à partir de biogaz.